SEXE
En vacances!

Lévi Orion

1

AU FEU DE CAMP !

J'ai regardé la mer éclairée par la pleine lune dans l'obscurité de la nuit.

Cela semble romantique, n'est-ce pas ?

Oui, c'était comme ça.

Une belle nuit romantique sur la côte méditerranéenne espagnole. Il était maintenant juste après une heure du matin. Je suis assis ici depuis trois heures à faire de la musique. Les cordes acérées me brûlaient le bout des doigts. La guitare devenait lentement lourde sur mes genoux et mon dos commençait à me faire un peu mal.

Mais j'ai mieux joué que jamais dans ma vie. Pas une fausse note n'avait quitté mon instrument ce soir. Pas de bourdonnement d' une corde faiblement tapée, pas de tonalité discordante causée par un changement d'accord au mauvais endroit.

Je l'ai à peine compris moi-même !

En fait, je ne joue pas très bien du tout.

Peut-être était-ce l'atmosphère romantique de cette plage de la côte méditerranéenne espagnole.

J'ai regardé autour de moi et j'ai vu la vraie raison !

C'était elle!

Mais tout d'abord, comment suis-je arrivé ici ?

Il y a une semaine, j'étais arrivé ici en Espagne avec mes deux meilleurs amis. Nous passons quatorze jours ensemble une fois par an, et ce depuis dix ans. C'est déjà un peu une tradition.

Chaque année, nous avons emballé mon bus VW, conduit de Munich à travers la Suisse, la France jusqu'en Espagne. Quelque part nous nous arrêtons et louons un petit chalet au bord de la mer.

Le même processus chaque année, mais toujours une destination de vacances différente. Nous ne savons jamais où nous sommes arrivés et ce que nous allons trouver. Mais chaque année, c'est devenu des vacances parfaites.

Donc aussi cette année.

Nous avons trouvé une petite maison à une centaine de kilomètres de Barcelone. Notre routine quotidienne consistait en la plage, la mer, le programme nocturne de la discothèque, l'alcool et les filles.

On avait autre chose de prévu pour ce soir. Nous avons acheté des bouteilles de vin rouge, des collations et du bois de chauffage dans un supermarché.

Une autre tradition était prévue ce soir !

Feu de camp et musique de guitare !

J'ai oublié de préciser que je suis musicien, que je chante assez bien et que je joue de la guitare passablement.

Les heures au coin du feu passèrent.

Nous avons mangé, bu, ri, bu, célébré et bu encore plus. Comme chaque année, de plus en plus d'étrangers venaient au feu de camp. À travers la lueur du feu et ma musique de guitare, nous pouvions être entendus de loin et attiraient les romantiques des vacances comme des papillons de nuit vers une lumière.

C'est là que résidait l'attraction.

De parfaits inconnus assis ensemble autour d'un feu de camp, buvant du vin rouge, profitant de la plage et de la mer et discutant.

En attendant, plus d'une vingtaine de personnes étaient déjà assises autour de notre feu de camp. De petits groupes s'étaient retrouvés partout, bavardant avec animation. Tout le monde semblait passer un bon moment.

J'étais complètement absorbé par mon univers musical, alors je n'ai même pas remarqué qu'une jolie fille blonde s'était assise à côté de moi. Elle n'a pas dit un mot, a regardé rêveusement la mer et a écouté ma musique.

Pendant une pause, elle m'a regardé avec ses yeux bleus brillants.

"Je m'appelle Ela ", se présente-t-elle.

"Henri," répondis-je brièvement, car dans une telle situation, les mots me manquaient toujours.

"Tu as une belle voix," entendis-je sa voix douce.

J'étais de nouveau à court de mots. Je voulais dire que l'éclat de ses yeux est plus beau que n'importe quel ton de ma voix. Mais bien sûr, je n'ai pas osé et je suis allé en territoire sûr.

Nous avons parlé de musique.

En très peu de temps, nous savions tout sur les goûts musicaux de l'autre. Je lui ai parlé de mon ancien groupe et j'ai découvert peu de temps après que jusqu'à récemment, elle avait elle-même chanté dans un groupe. Qu'elle s'y soit arrêtée était probablement lié au fait que le batteur était son nouvel ex-petit ami.

« Puis-je rester avec vous, ou est-ce que je vous dérange ? elle me demanda.

"Si vous chantez quelque chose aussi," répondis-je.

Elle rougit légèrement mais hocha la tête.

Il faisait maintenant assez sombre. L'air de la nuit d'été s'était un peu refroidi. Le feu baignait son environnement d'une lumière chaleureuse. Les étincelles ont volé dans le ciel nocturne clair et se sont mêlées aux étoiles.

Le premier était déjà parti. Certains se sont assis au bord de la mer, d'autres autour de la cheminée et m'ont regardé commencer une autre chanson. Ma voix n'est pas spectaculaire, mais Ela semblait l'apprécier.

C'était la seule chose qui comptait pour moi.

Je voulais entendre ta voix !

Et ce que j'ai entendu ensuite m'a presque laissé sans voix. Comme s'il avait été répété une centaine de fois, il est entré dans le refrain. À ce jour, je ne comprends pas très bien comment une voix aussi pleine et forte peut provenir d'un être aussi délicat.

À ce moment-là, au plus tard, tous ceux qui n'avaient pas été attirés par mon chant étaient en route vers le feu pour voir qui chantait.

J'ai joué le refrain encore et encore et à chaque fois elle variait la mélodie différemment. Nous avons dû jouer la même partie de cette chanson pendant près de cinq minutes sans que personne ne s'ennuie.

Trouver plus de chansons à jouer ensemble était un jeu d'enfant. Nous avions les mêmes goûts musicaux et connaissions les mêmes chansons.

L'un après l'autre, nous avons joué comme si nous faisions de la musique ensemble depuis des années.

Je n'ai jamais vu de musique de feu de camp faire taire le public. Normalement, vous ajoutez juste un peu de musique aux conversations des gens. Mais ce soir, personne n'a osé parler. Tout le monde avait peur de manquer une seule note du chant d' Ela .

Moi aussi j'ai été captivé par elle !

Sa voix m'a captivé dès le premier instant. Très discrètement et avec parcimonie je l'accompagnais au chant avec ma vieille guitare. J'avais presque honte de devoir accompagner un chanteur aussi fantastique sur un instrument aussi minable. Tout le monde nous écoutait , même le feu semblait danser au rythme de notre musique.

Les gens qui nous entourent deviennent de moins en moins nombreux avec le temps. Mais elle est toujours assise à côté de moi et me tient captif avec sa voix.

Peu avant trois heures du matin, nous nous asseyons seuls au feu de camp. Nous n'avions pas remarqué comment les uns après les autres étaient partis.

Tant que nous avons joué, son regard a disparu quelque part entre les flammes du feu qui diminuaient lentement.

Mes yeux étaient rivés sur elle tout le temps.

J'ai regardé ses lèvres former chaque son, j'ai pensé que je pouvais distinguer chaque note voyageant dans sa gorge et j'ai regardé sa poitrine monter et descendre à chaque respiration.

Puis vint la dernière note de cette chanson.

Elle m'a souri. Je ne pouvais pas dire un mot mais je lui souris doucement.

Un « PLING » sonore nous a arrachés à notre rigidité.

Ma corde D s'est cassée !

"On dirait que nous avons assez joué pour aujourd'hui", a-t-elle déclaré, un air de regret sur le visage. Le cœur gros, j'ai mis ma guitare de côté.

Elle vint naturellement vers moi, s'assit près de moi et passa son bras autour de mes épaules. J'appréciais le poids de sa tête posée sur mon épaule.

C'était merveilleux de la sentir si près de moi. Sa chaleur et sa proximité m'ont fait du bien. Ce n'est que maintenant que j'ai remarqué à quel point c'était devenu cool. Sans m'éloigner d'elle, j'ai attrapé la pile de bois de chauffage restant et j'ai ajouté quelques bûches.

Les flammes ardentes chassèrent rapidement le froid. Néanmoins, elle se blottit de plus en plus près de moi, comme si elle était encore gelée.

Je sentis sa main sur mon dos, remarquai comment elle poussait sous le tissu de ma chemise et sentis ses doigts froids directement sur ma peau.

Nous nous sommes juste assis là pour toujours et avons apprécié la proximité et la chaleur de l'autre. Le monde qui nous entourait ne semblait plus si important. Le murmure de voix étranges cessa. Même les flammes du feu semblaient danser plus lentement, juste pour ne pas perturber le silence du moment. Le monde s'est juste arrêté !

Sans que je m'en aperçoive, nous nous sommes soudainement regardés. Dans le crépuscule, ses yeux bleus semblaient si profonds que j'avais envie de m'y noyer. Ses traits scintillaient dans le rouge et le jaune du feu. Je caressai une mèche de cheveux de son visage avec un doigt et la poussai derrière son oreille. Comme d' elle- même , sa joue se blottit contre ma paume. J'ai lentement amené son visage vers le mien. Seuls quelques millimètres séparaient nos lèvres.

Le baiser a chassé tout le froid !

Ses lèvres étaient si délicates et douces que le contact m'a traversé jusqu'au dernier coin de mon corps. J'ouvris un peu la bouche et effleurai sa lèvre inférieure avec ma langue. Comme si elle attendait ce petit signal, elle m'a laissé entrer.

Le baiser qui avait commencé si doucement devenait de plus en plus passionné et exigeant. Elle m'a salué avec sa langue et une danse sauvage, humide et chaude a commencé entre nos lèvres. Sa main caressait toujours mon dos. Je pouvais sentir ses ongles gratter le tissu fin de ma chemise. Les empreintes qu'ils laissent brûlaient aussi chaudes que le feu à côté de nous.

Mes mains ont également commencé à explorer son corps. Avec ma main gauche, j'ai relevé un peu son haut et j'ai touché la peau douce de son ventre plat. J'ai placé ma main droite sur sa cuisse et j'ai doucement commencé à relever sa jupe. J'ai senti sa culotte avec le bout de mes doigts. Je frottai lentement le tissu fin qui s'étendait sur les magnifiques courbes de ses hanches.

Elle me regarda avec surprise alors que je m'éloignais d'elle et que je me levais. Elle se plaça immédiatement devant moi.

Elle m'a donné juste un baiser rapide et fugace avant de s'allonger sur le sable doux de la plage. Allongée sur le dos, les coudes levés, elle me présenta son corps comme pour me dire « viens à moi ». Un sourire joua sur ses lèvres. Elle semblait être capable de réaliser tous les souhaits et désirs que j'avais jamais eus.

La lumière vacillante du feu rendait son visage presque anormalement beau. Toute la scène ressemblait plus à un rêve qu'à la réalité. Le sable doux en dessous de nous, le feu à côté de nous et les étoiles au-dessus de nous.

Mais de toute façon, si c'est un rêve, j'en profiterai pendant que je le pourrai et tous les moyens étaient bons pour moi maintenant pour ne pas me réveiller.

Sans perdre plus de temps ni de mots inutiles, je me suis allongé à côté de la fille et j'ai cherché ses lèvres pour un autre baiser. Nos langues se retrouvèrent dans une danse passionnée.

Tout près, je sentais son corps chaud et tremblant. Je la sentis pousser vers moi. Ses ongles étaient de nouveau sur mon dos. Sa poitrine douce et pleine pressée contre moi, son abdomen pressé contre moi.

Elle pouvait sûrement déjà sentir mon excitation pénétrer le tissu de mon pantalon. À chaque mouvement de son corps, elle se frottait contre mon érection. Elle semblait prendre plaisir à me taquiner.

Avec une secousse, elle enroula une jambe autour de ma taille et m'attira encore plus près d'elle. Nous avons dû rompre notre baiser pendant un moment alors qu'elle se pressait si fort contre mes genoux.

Un gémissement commun retentit dans la nuit.

Nous restâmes immobiles pendant quelques secondes, nous regardant droit dans les yeux, suivis d'un sourire et d'un mouvement rapide de sa part. Elle a grimpé sur moi et s'est assise sur mon ventre.

Son visage m'a dit ce qu'elle voulait.

Elle déboutonna lentement son haut tandis que son bassin continuait de tourner sur mes genoux. Ce mouvement m'a presque rendu fou. Seules quelques couches de tissu m'ont empêché de la pénétrer. Une secousse rapide de ses épaules et le chemisier glissa au sol.

Je me suis penché et j'ai embrassé son cou et la peau non couverte par le maigre soutien-gorge. Sa main à l'arrière de ma tête me tira encore plus fort entre ses seins.

Ce morceau de tissu ennuyeux qui voulait garder ses courbes loin de moi devait partir. Avec mes doigts avides, je lui ai tâtonné le dos et j'ai défait l'agrafe de son soutien-gorge. Plus rien ne s'opposait à mes caresses. J'embrassai la peau douce de ses courbes charnues et sentis comment chaque contact de mes lèvres chassait un nouveau choc électrique à travers son corps. Un doux gémissement s'échappa de ses lèvres alors que ma langue caressait l'un de ses bourgeons pour la première fois. Son corps sursauta dans mes bras alors que je massais doucement ses mamelons avec mes lèvres.

Maintenant, elle a commencé à me déshabiller. Avec des mouvements fermes, elle a défait les boutons de ma chemise. Sans être gêné par un matériel dérangeant, je sentais maintenant ses doigts sur ma peau. Elle se pencha et embrassa mon cou jusqu'à ce qu'elle atteigne ma bouche et nous nous embrassâmes profondément à nouveau.

Puis j'ai senti son corps mince allongé sur moi.

Son poids, sa chaleur, sa peau.

Pur et sans mélange !

Nos corps se frottaient si fort l'un contre l'autre, comme si nous voulions être une seule personne plutôt que deux personnes distinctes. Mes mains caressèrent son dos et l'attirèrent encore plus près de moi.

Puis j'ai relevé sa jupe et massé ses fesses fermes. Mes doigts glissèrent doucement sous le tissu de sa culotte-

J'ai doucement travaillé la peau douce et chaude et je l'ai sentie rencontrer chacun de mes mouvements.

Trop pour moi!

Perdant toute retenue, je l'ai serrée dans mes bras et l'ai retournée sur le dos. Gémissant, elle pencha la tête en arrière alors que j'embrassais son cou.

Elle arqua le dos avec force alors que je commençais à masser ses seins avec les deux mains et que ma bouche embrassait ses mamelons. Il n'a fallu que quelques secondes du jeu de ma langue avant que vos têtes ne se réveillent.

Ses mains prenaient ma tête.

Elle fixait maintenant la direction et la vitesse à laquelle ma tendresse se promenait sur son corps. Son estomac se contractait à chaque baiser ultérieur de ma part. Je suis restée particulièrement longtemps sur son nombril car elle semblait ici très sensible.

Chaque petit baiser , chaque langue, chaque bouffée d'air faisait frissonner son corps sous moi. Elle me laissa m'attarder ici moins de temps que je ne l'aurais souhaité, avant que la pression de ses mains ne me dirige sans équivoque plus loin vers le centre de son plaisir. Je levai les yeux avec un sourire malicieux en dézippant la jupe noire.

Avec des yeux impatients, elle attendait mon action à venir.

J'ai lentement commencé à baisser sa culotte. Elle souleva aussitôt légèrement son bassin pour m'aider.

Puis elle gisait complètement nue à la merci de mes yeux !

Elle était si belle!

Un simple baiser sur sa cuisse fit trembler son corps. Mes lèvres se sont lentement relevées. Chacune de mes touches était accompagnée d'un gémissement qui augmentait en hauteur et en volume.

Même les sons de son désir ressemblaient à de la musique à mes oreilles. Elle a légèrement écarté les jambes, m'a donné plus d'espace et a voulu me faciliter l'accès à son centre.

Dans la lueur du feu, j'ai vu la lueur humide qui entourait déjà ses crevasses. Son parfum enveloppait mes sens et se mêlait à l'odeur de l'herbe douce et du feu.

Ses gémissements ressemblaient à une chanson dans mon oreille alors que ma langue caressait ses lèvres gonflées pour la première fois. J'ai répété ces mouvements plusieurs fois et j'ai observé avec intérêt comment son dos se redressait de plus en plus. Elle a poussé son bassin contre moi de plus en plus sauvagement et ses gémissements sont devenus de plus en plus forts.

Elle était déjà très proche de la limite de son apogée.

Lorsque mes lèvres ont encerclé sa perle et sans prévenir j'ai pénétré son vagin avec deux doigts, il ne s'est écoulé que quelques secondes avant que l'orgasme ne l'envahisse.

Des vagues de plaisir parcoururent tout son corps. Ses muscles pelviens encerclaient rythmiquement mes doigts comme si elle voulait m'attirer plus en elle.

Cela sembla prendre une éternité avant que son désir ne se calme lentement et que la prise sur ses jambes ne se relâche.

Sans rompre le contact entre mes lèvres et sa peau, je léchai lentement son corps. Je la laissai savourer le goût de son désir de ma langue.

Complètement détendue, elle était maintenant allongée sous moi et me rendit mon baiser tout en me tenant faiblement enroulé dans ses bras.

Les flammes à côté de nous avaient presque disparu, mais le froid de la nuit ne pouvait pas nuire à nos corps surchauffés à cette heure. Nos corps se blottissaient l'un contre l'autre.

J'ai lentement enlevé mon pantalon. Elle regardait tout avec des yeux curieux. Le tissu fin de mon short était maintenant tout ce qui faisait obstacle à notre union.

Sa respiration s'accéléra alors qu'elle étudiait le renflement de ma culotte. Puis elle a poussé ses parties intimes fermement contre mon short et a commencé à se frotter contre moi.

J'ai ressenti le désir dans mon corps presque douloureusement. Chaque battement de mon cœur semblait ne servir qu'à pomper plus de sang dans mon pénis en érection bombé.

Ses mains glissèrent le long de mon dos jusqu'à la ceinture de ma culotte. Elle a lentement tiré le tissu vers le bas sur moi pour effacer cette dernière frontière entre nous.

Prudemment, pour savourer notre désir le plus longtemps possible, je me suis allongé sur elle. Je m'appuyai sur mes coudes pour ne pas mettre tout mon poids sur elle et sentir encore tout son corps contre ma peau.

Quelques fois j'ai laissé mon gland glisser le long de sa fente. Chaque fois, j'écartais un peu plus ses lèvres et pénétrais plus profondément en elle.

Je pouvais à peine contenir mon anticipation !

D'un brusque mouvement de bassin j'étais en elle !

Je sentis sa chaleur humide m'envelopper, pousser contre mon membre.

Nos gémissements communs étaient le seul son à ce moment. Pour la deuxième fois cette nuit-là, notre musique a rempli l'espace. Aucun de nous ne s'intéressait à qui nous écoutait encore. Tout ce qui comptait, c'était nous et nos sentiments l'un pour l'autre.

Nous restâmes un instant immobiles et savourâmes le moment de notre union.

Puis j'ai commencé à bouger en elle et je l'ai sentie suivre le rythme de mes poussées.

Tout son corps se frottait contre moi.

Inclinant la tête en arrière, elle me présenta son beau cou. Comme d'elle-même, mes lèvres glissèrent dessus, couvrant la peau délicate de baisers.

J'accélérai un peu notre rythme et pus sentir la tension monter dans chaque muscle de son corps. Elle a essayé d'écarter ses jambes de plus en plus pour sentir mon pénis encore plus profondément en elle.

Sa grotte humide m'entourait de plus en plus serré.

Chaque mouvement augmentait notre plaisir, accélérait notre rythme et nous rapprochait d'un point culminant partagé. Seule une fine ligne nous séparait de l'euphorie rédemptrice de l'orgasme. Elle a de nouveau enroulé ses jambes autour de moi et avec une secousse violente, elle m'a tiré encore plus profondément en elle.

Avec ce mouvement, en ce moment le moment était venu !

Les gémissements de notre explosion commune ont rempli la nuit.

Les oiseaux ont pris leur envol et le feu qui s'était depuis longtemps éteint s'est rallumé pour nous une dernière fois.

Chaque muscle était tendu jusqu'au point de rupture.

Chaque pensée avait quitté l'esprit pour faire place à ce sentiment accablant !

La lune et les étoiles nous ont souri. La nuit a de nouveau tourné alors que nous étions allongés épuisés et heureux à côté des braises restantes du foyer.

L'air frais a trouvé son chemin dans nos membres. Bien que tout en moi hésitait à la libérer de mes bras, je me suis levé et, nu comme j'étais, j'ai marché jusqu'à mon sac de plage. J'attrapai deux couvertures et me précipitai vers elle.

Alors que j'écoutais dans l'obscurité, je pouvais entendre d'autres amants gémir. Pour la deuxième fois aujourd'hui, notre musique a envoûté nos auditeurs. Notre chanson ensemble avait porté notre désir et notre convoitise pour un autre couple amoureux.

Entre-temps, elle avait mis le bois restant sur les braises et rallumé le feu.

Nous n'avons pas dit un mot inutile.

Les sourires sur nos visages se disaient tout ce dont nous avions besoin. Avec un ronronnement agréable, elle se blottit dans mes bras. J'ai enroulé les couvertures autour de nous et je savais qu'aucune nuit, aussi froide soit-elle, ne pourrait nous enlever la chaleur de ce moment.

Nous nous sommes endormis près du feu, en nous serrant les coudes.

Gardé par les étoiles et enveloppé dans une nuit merveilleuse.

2

VACANCES EN TURQUIE !

Voler seul en vacances ?

Voler seule en Turquie en tant que femme blonde et très attirante ?

Cela semble étrange, mais c'est comme ça que ça s'est passé !

Pourquoi? je ne le sais plus.

C'était en août dernier. Mon patron m'a donné deux semaines de chômage partiel parce qu'il n'y avait pas assez de commandes pendant les mois d'été.

Mes copines n'ont pas pu prendre de vacances dans un délai aussi court. Je n'avais pas de petit ami stable.

Alors qu'est-ce que j'avais d'autre à faire ?

Passer toute la journée seul à Munich ?

Non, je n'avais pas envie de faire ça.

Je suis donc allé dans une agence de voyage et me suis renseigné sur une offre de dernière minute bon marché.

Turquie!

Il n'y avait qu'en Turquie qu'il y avait un hôtel gratuit et un vol pas cher.

Je n'ai pas réfléchi à deux fois et j'ai réservé le voyage.

L'hôtel était sur une plage près d'Antalya.

Ça me parait mieux que dix jours à Munich.

Alors : faites vos valises et partez pour l'aéroport.

Le vol n'a duré que quatre heures et le trajet en bus jusqu'à l'hôtel n'a duré qu'une heure.

Puis je suis enfin arrivé.

Seul en Turquie !

Grand, mince avec de longs cheveux blonds.

Apparemment, j'ai attiré mon attention à mon arrivée, car j'ai entendu un sifflement polyphonique.

Mais je n'ai vu personne !

D'accord, c'était difficile de m'oublier. J'avais sélectionné mes vêtements d'été avant le départ, un soutien-gorge avec maintien, un t-shirt sans ventre ni dos, un short en jean, un string et juste des baskets.

En même temps, de nombreux invités étaient arrivés, alors j'ai porté moi-même ma valise jusqu'à la chambre. Déjà à 13h00, j'ai pu défaire ma valise et j'ai décidé d'aller immédiatement à la plage.

J'ai mis un t-shirt jaune ample, un string noir, un boxer noir et des tongs, emportant mes serviettes et ma crème solaire avec moi. J'ai laissé ma clé à la réception et je me suis dirigé vers la mer.

Bien sûr, j'ai oublié ma carte d'hôtel, qui m'a donné des boissons gratuites, dans ma chambre.

Peu importe, pensai-je et j'entendis à nouveau ce sifflement.

Cette fois, j'ai pu distinguer deux employés de l'hôtel !

J'ai dû sourire intérieurement car les deux garçons mesuraient tout au plus 160 cm et donc près de huit centimètres de moins que moi.

Mais tant qu'ils me laissaient tranquille, ils devraient me siffler.

Arrivé à la plage à cette heure j'ai eu un gros problème pour avoir une chaise longue gratuite. J'ai demandé à un employé de l'hôtel qui m'a expliqué qu'il y avait une chaise longue pour chaque client. Il m'a montré l'emplacement approximatif de l'endroit où le mien devait être.

Après une courte recherche, j'ai finalement trouvé la chaise longue avec mon numéro de chambre. Tous les sièges à côté de moi étaient occupés.

Puis j'ai commencé à me crémer. Le soleil en Turquie en août était très fort, alors j'ai décidé de m'allonger à l'ombre.

« Dois-je mettre de la lotion sur ton dos ?

J'ai été presque surpris quand une voix masculine a retenti juste à côté de moi.

Je me suis assis et j'étais sans voix au début.

Devant moi se trouvait l'homme de mes rêves !

Mince, grand, musclé avec des cheveux noirs courts.

waouh !

Ça ne peut pas être vrai, pensai-je et déglutis.

Il remarqua mon incertitude et sourit.

« Est-ce que je t'ai surpris ? demanda-t-il d'un ton doux.

"Non, non," balbutiai-je en réponse.

J'ai réalisé que j'agissais comme une fille pubère rencontrant un garçon pour la première fois.

J'ai dû changer ça rapidement car j'étais déstabilisé par son look.

J'ai fouillé dans ma poche et lui ai tendu ma crème solaire.

"J'adorerais," dis-je. "Mais seulement si je peux aussi te mettre de la lotion."

Il rit et répondit d'une voix sonore et mélodieuse.

"C'est ce que j'allais demander de toute façon."

"D'accord, alors je vais commencer," dis-je en me levant et en me tenant à côté de lui. "Allongez-vous sur le ventre."

Il a volontairement accédé à ma demande. Je me suis agenouillé à côté de lui et j'ai lentement commencé à crémer son dos musclé.

Je passai doucement mes doigts sur sa peau et sentis un frisson parcourir son corps, il semblait apprécier ça.

Maintenant c'était mon tour et je devais m'allonger sur le ventre. J'ai jeté mes cheveux en avant pour que mon dos soit nu.

Il m'a remboursé !

Très, très tendrement, il m'a massé la crème solaire. J'ai apprécié, mais il était un peu effronté et a accidentellement caressé mes seins sur le côté, ce qui était déjà perceptible.

Mes mamelons ont durci !

Mais il est devenu un explorateur. Il caressa ma colonne vertébrale du bout des doigts, maintenant je frissonnai dans tout mon corps.

Je ne m'en étais pas remis lorsqu'il m'a très soigneusement crémé les fesses.

J'ai serré les dents pour ne pas gémir !

En fait, j'aurais dû arrêter.

Mais pourquoi?

Je l'ai aimé et il était l'homme de mes rêves auparavant non réalisés.

Même si j'ai pensé brièvement : vous ne savez rien de lui, pas même son nom !

J'ai été sorti de ces pensées quand il a joyeusement crémé mes cuisses, l'intérieur de mes jambes.

Lorsqu'il a ensuite touché le creux de mes genoux de manière particulièrement intense, j'ai dû mordre à nouveau ma lèvre pour ne pas gémir.

« Ça va », dis-je délibérément impétueux, ce à quoi il répondit qu'il avait le sentiment que j'avais beaucoup aimé.

Juste à ce moment-là, je l'ai regardé et j'ai rougi!

Il m'a souri et m'a dit que le rouge me va très bien. Je me suis repris et l'ai remercié.

"Je suis Tobias," se présenta-t-il ensuite.

"Laura," répondis-je.

« Tu n'es arrivé qu'aujourd'hui, n'est-ce pas ?

"Oui, il y a juste une heure."

"Et tout de suite je t'ai trouvé. C'est mon jour de chance", a-t-il dit en souriant.

Nous avons parlé de tout ce qui concerne Dieu et nous nous sommes tout de suite bien entendus. Puis j'ai eu soif.

Il m'a invité à aller au bar de la plage avec lui. J'ai enfilé mon t-shirt et nous nous sommes dirigés vers le bar. Nous nous sommes assis près l'un de l'autre, nos genoux se touchant.

Un frisson parcourut mon corps.

Mais en attendant, je m'en fichais non plus, il a commandé pour nous et nous nous sommes grillés. Nous avons eu une bonne conversation, ses doigts caressant mon bras ou ma cuisse de temps en temps.

J'ai eu la chair de poule à chaque fois.

J'aurais pu l'écouter éternellement, sa grande voix me fascinait. Le temps a filé. Alors que le soleil commençait à se coucher, il réalisa qu'il était temps d'aller dans les chambres et de se changer pour le dîner.

Nous avons récupéré les choses sur les canapés, sommes entrés dans l'hôtel et avons conduit jusqu'aux chambres. Il habitait au même étage.

J'ai pris une longue douche, puis j'ai enfilé un soutien-gorge légèrement favorable, un chemisier blanc, une mini-jupe noire, un string blanc et des escarpins blancs à talons hauts.

Alors j'ai attendu et bientôt on a frappé.

J'ai rapidement ouvert la porte et il se tenait devant moi.

Il portait une chemise blanche, les boutons du haut défaits et un pantalon noir élégant. Il avait l'air vraiment bien et me souriait.

Alors que nous descendions l'ascenseur, il me murmura tendrement à l'oreille.

"Vous êtes belle."

On nous a montré la table et avons mangé un morceau. J'étais content quand nous avons pu quitter le restaurant. Il commençait déjà à faire nuit et il m'a demandé si nous devions aller nous promener sur la plage.

J'ai accepté avec joie, car j'avais toujours imaginé une telle situation, marchant avec l'homme de mes rêves sur la plage au clair de lune sous un ciel étoilé clair.

Sans rien demander, il me prit la main. Nous avons marché lentement et sans un mot jusqu'à la plage, mon cœur battant dans ma gorge.

L'eau ondulait doucement et les étoiles brillaient.

J'avais prévu de lui dire tant de choses, je me suis tournée vers lui, nous nous sommes regardés et je n'ai pas pu émettre un son.

Il me sourit et hocha la tête, comme s'il savait que je voulais lui dire quelque chose. Ma gorge était serrée, alors je l'ai juste serré dans mes bras et l'ai embrassé fort sur la bouche.

Maintenant, il semblait surpris.

J'ai regardé dans ses yeux pétillants et j'ai su qu'il était celui que je cherchais toujours.

Il me rendit rapidement mon baiser. Très, très tendre et doux.

Le baiser sembla durer une éternité. Lorsque nos lèvres se séparèrent, nous marchâmes sans un mot le long de la plage.

J'étais excité par sa proximité. Le tissu de ma culotte était déjà collé à mes lèvres.

Je le voulais !

Mais pourrais-je simplement dire cela?

Quand nous sommes arrivés à l'hôtel, j'ai attrapé sa main et je l'ai tiré dans ma chambre. J'ai ouvert la porte et quelques secondes plus tard nous étions dans mon lit.

J'étais allongée, il était assis sur mon ventre et avait pressé mes mains à droite et à gauche de ma tête.

"Maintenant, je vais te torturer à mort," souffla-t-il amoureusement.

"Tu peux faire n'importe quoi avec moi," répondis-je, respirant rapidement. « Je ne suis qu'à toi ! »

Il m'embrassa, mordilla mes oreilles, chatouilla mon cou.

Bientôt nous étions à bout de souffle.

Il a défait les boutons de mon chemisier d'une main et a joué autour de mes mamelons avec le bout des doigts de l'autre main. Sa langue a conquis ma bouche. Je gémis passionnément.

Maintenant, j'ai également ouvert sa chemise et je l'ai enlevée.

Il embrassa mes seins, prit mes mamelons entre ses dents et les mordilla tendrement. Un frisson après l'autre parcourut mon corps, mes doigts s'étant entre-temps enfoncés dans son dos.

Maintenant, il a arraché ma minijupe et mon string avec une secousse et m'a mis nue à sa disposition.

Il m'a regardé attentivement. Ses yeux s'attardèrent longuement sur mon triangle blond de poils pubiens. J'ai écarté mes cuisses et lui ai donné une vue dégagée sur ma fente.

"Tu es magnifique."

Il était maintenant plein de passion!

Son pantalon et sa culotte atterrirent à côté du lit.

Maintenant, je lui ai demandé de s'allonger.

J'ai caressé son ventre, sa poitrine, j'ai joué autour de son meilleur morceau et j'ai vu comment son pénis s'érigeait.

Je pris délicatement son sexe dans ma main, tirai son prépuce et mordillai son gland. Cela ne l'a pas laissé froid. Il est devenu dur et a gémi.

Maintenant, j'ai joué autour de son gland avec ma langue et j'ai secoué sa hampe avec ma main. Puis je l'ai mis dans ma bouche et j'ai joué autour avec ma langue. J'ai bougé ma tête de haut en bas, son bassin a fait de même, remplissant complètement ma bouche.

Puis il s'est retourné pour que nous puissions prendre la position 69. Il a travaillé sur mon vagin poilu blond avec les doigts, les lèvres et la langue. Il semblait aussi aimer particulièrement bien mon anus. Encore et encore, il embrassa et lécha mon sphincter.

Soudain, j'ai senti son corps commencer à se contracter.

Sa queue excitée vibrait et semblait exploser !

Puis il a atteint son apogée et a pompé son sperme chaud dans ma gorge. J'ai tout avalé et j'ai réalisé que son membre n'avait pas perdu de dureté !

Il était toujours opérationnel.

Mon homme de rêve avait une bite de rêve !

Nous nous sommes regardés en riant.

J'ai glissé un peu vers l'avant et j'ai remué mes fesses de manière invitante.

Il a semblé avoir compris ma demande et n'a pas tardé à venir. Je le sentis se redresser et se positionner derrière moi. Son phallus dur frottait à travers ma fissure humide.

D'une seule et forte poussée, il me pénétra complètement.

J'ai crié mon désir à haute voix!

J'avais besoin de ça maintenant !

Sans sentiment ni tendresse, il m'a frappé fort.

Il se pencha en avant et fit tournoyer mes mamelons durs avec ses doigts.

J'ai crié de plaisir !

Donc, au début, je n'ai pas remarqué comment il a poussé son gland à travers mon sphincter. Je voulais me détourner, me tortiller, mais je n'avais aucune chance.

D'une forte poussée, il pénétra complètement dans mes intestins !

Il m'a baisé dans le cul lors de notre première nuit.

À quel point c'était cool ?

Mon rêve. Enfin ça se réalise.

Dans mon cœur, je suis une jument anale soumise et je veux être prise fort.

Il l'a fait!

Il m'a baisé si fort dans l'anus que j'avais déjà peur qu'il m'arrache ma rosette.

Après deux ou trois poussées, la douleur a fait place à un plaisir sans bornes et j'ai réalisé que je reviendrais bientôt. Sa bite a également tremblé dans mes intestins, mais il a continué à me baiser avec des coups calmes pendant longtemps.

Puis le temps est venu !

Nous jouîmes tous les deux en même temps, dans un orgasme presque sans fin.

"Salope excitée," souffla-t-il amoureusement. "Allongez-vous sur le ventre."

"Mais je suis épuisé et je veux faire des câlins," répondis-je.

« Allongez-vous sur le ventre ! ordonna-t-il plus sévèrement.

L'humidité coulait de mes lèvres, son ton autoritaire me rendait tellement excitée.

Alors je me suis allongé sur le ventre et j'ai écarté les jambes. Puis il a poussé deux doigts de sa main gauche dans mon cul et a commencé à me baiser. De l'autre main il masse mon clitoris.

Encore une fois, j'étais proche de l'orgasme.

Quand il a ensuite caressé mes lèvres et mon clitoris, m'a baisé encore plus fort dans le cul avec ses doigts, c'était fait.

Ce que je n'aurais jamais cru possible s'est produit.

J'ai eu l'orgasme le plus fort de ma vie.

Les sentiments qui parcouraient mon corps ne s'arrêtaient pas. J'ai sursauté comme un poisson hors de l'eau.

Après mon retour sur terre, nous nous sommes étreints et embrassés. Nous avons pris une douche ensemble et nous nous sommes savonnés.

J'ai pris l'avion pour la Turquie seul et je ne l'ai pas regretté.

Je peux donc recommander cette belle destination de vacances à tout le monde !

3

ÉPOUSE INFIDÈLE À BELEK !

Vacances à nouveau enfin!

Après les longs mois pluvieux à Munich, nous attendions avec impatience le chaud soleil de la Turquie,

Bien que nous ayons décidé de ne jamais passer deux fois nos vacances au même endroit, nous avions tellement apprécié Belek l'année dernière que nous avons réservé une deuxième fois.

Ah oui, je ne me suis pas encore présenté.

Je m'appelle Marcel, j'ai 29 ans et ne mesure malheureusement que 172 cm. Je souffre beaucoup de ma petite taille. Pour aggraver les choses, j'ai aussi un petit pénis. Comme je ne fais pas de sport, ma silhouette ne peut pas être qualifiée d'attirante.

Mais les miracles arrivent dans la vie !

J'étais marié à une femme de rêve absolu. Jennifer, appelée Jenny en abrégé, est très mince, a de longs cheveux blonds et une taille de buste immédiatement accrocheuse de 80 D. Elle est très fière de son apparence, en particulier de ses cheveux, et prend soin d'elle en conséquence. Elle est commis aux impôts de formation et travaille toujours au bureau des impôts où elle a effectué son apprentissage.

Qu'une telle femme de rêve m'ait épousé était un vrai miracle !

Nous habitons à l'ouest de Munich, sommes ensemble depuis cinq ans et mariés depuis six mois. Nous n'avions pas le temps pour une lune de miel à l'époque, alors nous nous sommes rattrapés en Turquie.

Turquie!

Maintenant, je savais pourquoi ma femme voulait vraiment aller en Turquie.

Je sais maintenant que Jenny était amie avec un Turc quand elle était jeune, qui l'a également déflorée. Elle sortait avec Kenan depuis deux ans et avait le béguin sexuel pour lui. Elle a fait tout ce qu'il voulait, entraînée comme un chiot. Au grand dam de ses parents, on parlait déjà de mariage. Mais son petit ami de l'époque a cédé à l'insistance de sa famille et a fini par épouser une fille turque. C'est arrivé lors de soi-disant vacances en Turquie, juste avec ses parents, dans le village d'où ils viennent. Enfilé par ses proches qui ont également choisi la mariée.

Ce fut une grande déception pour Jenny et ses parents avaient peur qu'elle se fasse du mal.

Je n'en savais rien , sinon je n'aurais pas réservé de vacances en Turquie.

J'ai rencontré Jennifer au travail. Le bureau des impôts où elle travaillait a également fait ma déclaration de revenus. Un jour, j'ai trouvé le courage de l'inviter. Elle a accepté et m'a épousé cinq ans plus tard.

Comme je le sais aujourd'hui, elle n'a jamais oublié le souvenir de son petit ami turc.

Au début de notre relation, j'avais des inquiétudes quant à savoir si je pouvais vraiment la satisfaire avec mon petit pénis, car malheureusement il ne mesure que douze centimètres et n'est pas particulièrement épais.

Quand je lui ai posé des questions sur ma faiblesse physique, elle a simplement ri et a dit que cela n'avait pas d'importance du tout. Cela dépendra simplement de la façon dont vous vous y prendrez. Il est important dans tout ce que vous traitez les uns les autres de manière égale et, bien sûr, avec tendresse. Elle en avait marre de la domination et du comportement machiste de son premier petit ami. L'amour est au premier plan dans un partenariat, le respect et la confiance mutuels, que vous répondiez aux souhaits de votre partenaire, les preniez au sérieux et ne le traitiez pas comme une personne inférieure, comme un esclave.

Je l'ai crue à chaque mot.

Peu importait que mon pénis soit petit.

Je l'ai crue à chaque mot.

À quel point étais-je naïf ?

Mais j'aimais ma femme, alors je lui faisais confiance. Je n'avais pas regretté un seul instant d'être avec elle en cinq ans. À mon avis, nous avions également une vie sexuelle pleine et satisfaisante et nous étions très heureux ensemble. S'il y avait des problèmes, nous en parlions et n'avions donc pratiquement pas d'arguments.

J'étais sûr de satisfaire suffisamment ma femme.

J'étais vraiment très naïf !

Nous étions maintenant en Turquie et nous avions deux merveilleuses semaines de vacances devant nous ici sur la Riviera turque. Le transfert depuis Antalya n'a pris qu'une demi-heure, nous sommes donc arrivés à l'hôtel vers 13h

Dieu merci, un seul autre couple est descendu du bus à côté de nous, il n'y avait donc pas de foule à la réception. La chambre était même prête et nous avons pu défaire vos valises tout de suite.

La chambre était parfaite. C'était au troisième étage dans une aile de trois étages sur le côté gauche du complexe. Le balcon faisait face au jardin avec une vue imprenable sur les palmiers jusqu'à la mer. Le temps était au rendez-vous, pas un nuage dans le ciel bleu, l'air était à 28 degrés, la mer était encore un peu froide en ce début d'été, mais il y avait une piscine chauffée. Nous les avons rencontrés à nouveau, tous les employés de l'hôtel avec qui nous avions été en contact étroit au cours de l'année écoulée et ils nous ont également reconnus et accueillis chaleureusement.

Rien ne doit perturber nos vacances !

Nous voulions juste nous détendre et nous détendre, nous voulions juste passer du temps et les seules activités autres que l'amour, la nourriture et les boissons devraient être de l'exercice, se prélasser au soleil et de courtes promenades sur la plage.

Le soir après le dîner, ma femme voulait faire du shopping. Tout ce que nous avions à faire était de quitter l'hôtel et de traverser la rue. De l'autre côté, il y avait une boutique après l'autre. Il y avait des bijoutiers , des opticiens, des pharmacies, des magasins de vêtements et bien d'autres.

Nous connaissions le plus grand magasin de jeans et de t-shirts de l'année dernière. Nous avions déjà acheté pas mal de choses ici et avions toujours reçu de très bons conseils.

Jenny voulait aller dans ce magasin !

Je ne m'en suis pas inquiété car je me souvenais que le propriétaire était très sympathique.

Nous avons parcouru divers magasins, mais nous nous sommes finalement retrouvés au magasin de jeans et de vêtements de Hasan .

C'est là que Jenny voulait aller !

Elle rayonnait.

À quel point étais-je alors naïf ?

Le sympathique Turc nous a immédiatement invités à un raki . Nous avons accepté avec reconnaissance cette coutume turque. Nous nous sommes assis à l'arrière du magasin et en vingt minutes, nous avions avalé trois tournées de raki .

Comme les Turcs sont amicaux.

Comme nous, les maris allemands, sommes naïfs !

Il y avait deux canapés en cuir au fond de sa boutique et nous nous sommes assis face à face . Hasan , le propriétaire de 35 ans, a été extrêmement généreux avec son raki aujourd'hui. Comme toujours, il était très sympathique et charmant. Néanmoins, il semblait très dominant dans toute son apparence, avec son charisme. Il mesure environ 1,84 et est un peu trapu. Avec ses yeux noirs, c'est un vrai coureur de jupons et fier de l'être. Il se décrit comme "l'étalon de Belek ".

Après le sixième tour de raki , il m'a dit, très confidentiellement, mais d'une manière que Jenny pouvait entendre,

"Marcel, j'ai un marteau dans mon pantalon si gros qu'une fois que j'ai baisé une femme avec, elle ne peut plus se débarrasser de ma bite."

Vous connaissez ces dictons.

Les Turcs ont généralement une confiance en soi exagérée avec peu d'expérience. Cependant, il a continué à regarder les seins massifs de Jenny. Cela m'a dérangé ! Il voulait littéralement qu'elle le raconte à lui-même. Après ses paroles, elle le regarda très intensément et eut une étrange lueur dans les yeux. Que ce soit juste l'alcool ou le contenu érotique de sa déclaration, je ne pouvais pas le dire sans aucun doute. Cependant, rien de tout cela n'a suscité de colère ou de jalousie, mais m'a plutôt rendu, peut-être à cause du léger ivresse que je ressentais déjà, en quelque sorte fier que ma femme lui ait fait une telle impression. Et encore une fois nous avons bu une tournée de raki et Hasan son thé aux pommes.

Le coin salon sur lequel nous nous sommes assis était intelligemment aménagé. Il se trouvait probablement dans la boutique, mais n'était pas visible depuis l'entrée.

Maintenant, Chloé descendit les escaliers du bureau d' Hasan et s'assit avec nous. Chloé , une Suissesse très séduisante, a passé ses troisièmes vacances à Belek . Nous l'avons toujours rencontrée ici chez Hasan lors des trois sorties shopping et avons appris à la connaître un peu. Elle semblait fixée directement sur Hasan .

Chloé était magnifique avec de longs cheveux brun foncé et une silhouette étonnante avec un buste massif. Elle portait aujourd'hui un t-shirt étriqué qui mettait en valeur ses seins. On pouvait dire à ses mamelons bombés qu'elle ne portait pas de soutien-gorge. Elle portait également une mini jupe moulante et des talons hauts. Le tout avait juste l'air chaud, mais avait une touche légèrement salope.

Elle a d'abord bu une grande gorgée de raki dans un verre d'eau. Hasan a collé à son thé aux pommes.

Il a peu remarqué Chloé pendant notre conversation, fixant plutôt avec défi les seins de ma femme. Jenny portait un chemisier légèrement transparent sans soutien-gorge, une fine veste en lin par-dessus, un jean et des chaussures à bout ouvert à talons bas. Maintenant qu'elle était assise sur le canapé, sa veste était légèrement ouverte pour que ses seins soient clairement visibles sous le chemisier transparent.

Elle n'a montré aucune honte.

Au contraire!

J'ai eu l'impression qu'elle aimait vraiment pouvoir se présenter comme ça.

Ses mamelons étaient durs et pressés contre le tissu de son chemisier.

Au moment où nous avons quitté l'hôtel, j'avais remarqué que, contrairement à son habitude, elle ne portait pas de soutien-gorge. Mais je ne m'en suis pas inquiété parce qu'il faisait très chaud.

À quel point un homme marié peut-il être naïf ?

Mais alors que Hasan regardait les seins à peine couverts de ma femme, je me suis souvenu que l'année dernière, quand nous lui avons dit au revoir, il lui a dit que quand nous reviendrions le voir, elle ne devrait plus porter de soutien-gorge.

J'étais un peu surpris qu'elle mette en œuvre une telle demande, comme une commande !

Ou était-ce juste une coïncidence ?

Mais je ne pouvais ni ne voulais y penser, et je n'avais même pas le temps car Hasan a lancé l'attaque suivante à ce moment-là.

Fixant toujours les seins de Jenny, il me dit :

« Vous avez une chienne excitée ! Elle a de super mamelles, vraiment super pour une branlette espagnole. Dites-lui d'enlever sa veste et de défaire deux autres boutons de son chemisier !"

Arrêt! Arrêt!

J'ai pensé et j'aurais dû protester.

Au moins, j'aurais dû me lever et quitter le magasin avec Jenny.

Mais qu'est-ce que j'ai fait ?

Rien!

En raison de ma consommation d'alcool maintenant quelque peu avancée et aussi à cause de la situation chaude, il me manquait les mots justes.

Bien sûr, au début, j'étais un peu choqué par le langage vulgaire d' Hasan et ce qu'il me demandait.

Ma femme devrait défaire plus de boutons sur son chemisier !

Ce n'est pas possible!

Puis, après un bref moment de réflexion, j'ai trouvé cela passionnant. L'instruction qui lui a été donnée, que je devrais lui demander de se présenter encore plus ici dans le magasin, était un peu audacieuse. Mais je ne pouvais pas nier la situation quelque chose de picotement. De plus, je ne voulais pas faire mon coming out à Hasan comme un trouble-fête étouffant.

Sur la plage en train de bronzer, elle a montré encore plus la peau nue !

Ici, dans la boutique de Hasan, c'était probablement un peu différent, mais l'idée de voir ma Jenny assise ici avec des seins presque nus m'excitait un peu.

J'ai regardé dans la direction de Jenny.

"Fais ce que Hasan vient de demander, car moi aussi je penserais que ce serait bien si nous pouvions mieux voir tes seins !"

Que ce soit à cause de la façon vulgaire de parler, que j'avais maintenant également adoptée, ou à cause de l'instruction sur ce qu'il fallait faire, elle me regarda d'abord avec incrédulité. Dans ses yeux brillants et marqués par l'alcool, elle tolérait encore moins que moi, mais je pouvais aussi voir une expression d'aventure et de luxure.

Je lui fis un signe de tête sévère pour souligner la demande.

Elle a compris, m'a d'abord souri, puis à Hasan , a enlevé sa veste puis a défait les deux boutons suivants de son chemisier comme demandé.

Nous les avons tous les trois regardés et Hasan a dit que ce serait quelque chose pour commencer.

Jenny cambra son dos et présenta ainsi encore plus ses seins. On pouvait maintenant voir les seins à moitié nus, le début des aréoles et ses tétons durs, qui traversaient le tissu. Le tissu fin ne couvrait vraiment pas les mamelons et le reste de ses seins.

Ensuite, il y a eu une autre tournée de raki , dans laquelle Hasan en a même bu un aussi. Puis il posa son verre sur la table et se tourna vers Chloé .

« Sa tenue est mieux ainsi, n'est-ce pas ?

La jolie Suissesse a examiné ma femme avant de répondre sèchement : "C'est énervant le pantalon ! Aucune femme avec des jambes aussi fines ne devrait porter de pantalon. C'est pour ça que les jupes ont été inventées !"

Hassan hocha la tête.

"Tu as raison!"

Il se leva et alla dans une pièce voisine. Quand il est revenu, il tenait une minijupe en cuir.

Il m'a regardé et m'a jeté la jupe.

"Dis à ta pute blonde d'enlever son pantalon et tout pantalon qu'elle porte. Ensuite, elle devrait mettre la jupe et seulement la jupe, compris ?"

J'étais outré !

J'étais choqué!

Le Turc a traité ma belle Jenny de pute blonde !

je suis devenu dur!

Parce que mon pénis était si petit, les autres ne pouvaient pas voir le petit renflement dans mon pantalon. Mais je pouvais sentir ma bite dure frotter contre ma culotte.

Néanmoins, son souhait est allé trop loin !

J'étais sur le point de me lever pour y mettre un terme quand Jenny tendit la main et prit la minijupe. Elle se leva et tituba légèrement vers le vestiaire. Maintenant, je la regardais avec incrédulité.

Juste au moment où elle était sur le point de fermer le rideau, elle vit Hasan secouer la tête.

La laissant ouverte, elle se retourna et baissa son pantalon. Depuis qu'elle s'est penchée, on a pu admirer son gros cul nu mis en valeur par le string. À mon grand étonnement, cette expression vulgaire est devenue de plus en plus normale même dans mon esprit.

Elle nous lança un regard guilleret par-dessus son épaule et secoua un peu ses fesses. Puis elle a complètement enlevé son pantalon et a saisi la ceinture de sa culotte. Lentement et érotiquement, elle baissa le string.

Encore une fois, elle remua son cul tout en se penchant. Maintenant, vous pouviez même voir ses lèvres blondes et poilues entre ses cuisses.

"Regarde cette salope excitée", m'a dit Hasan en se léchant les lèvres. Je l'ai reconnu d'un hochement de tête, comme si c'était la chose la plus naturelle au monde pour ma copine de montrer son vagin.

Complètement nue d'en bas, elle s'est retournée et nous a présenté son buisson blond. Puis elle remonta lentement sa jupe.

"Tout simplement génial cette chatte poilue blonde. Nos femmes ont toutes des poils pubiens brun foncé ou noirs", a déclaré Hasan .

Moi aussi, je ne pouvais pas détacher mes yeux de ma femme pendant cette représentation. Oublié était ma colère contre le langage vulgaire de Hasan , je pensais et parlais moi-même dans ses paroles.

La situation était juste grave!

J'ai clairement remarqué le renflement dans mon pantalon. Hasan l'a remarqué aussi et m'a souri.

"Tu aimes quand ta belle salope s'exhibe vraiment excitée ?" il a dit.

J'ai juste hoché la tête !

J'étais incroyablement excité quand il parlait d'elle d'une manière aussi vulgaire et sale.

"Oui, ma femme peut être une salope vraiment excitée," m'entendis-je dire.

C'est ce que j'ai dit?

J'étais hors de moi maintenant.

Jenny est revenue et s'est assise à côté de moi, donc à nouveau face à Hasan sur le canapé. Nous avons ensuite bu une autre tournée de raki .

Elle était sur le point de croiser les jambes quand Hasan secoua à nouveau la tête.

Il regarda avec défi l'ourlet de la jupe de ma femme.

"Dis à ta pute de ne plus jamais croiser les jambes et dis-lui aussi d' écarter les jambes pour que je puisse mieux voir sa chatte de pute."

"Tu as entendu quoi faire," dis-je, ma voix rauque.

Jenny me regarda dans les yeux, avança un peu ses fesses et écarta les jambes. C'était cool de voir comment elle a continué à me regarder dans les yeux et a exécuté docilement l'ordre. Tout le monde pouvait maintenant voir ses lèvres mouillées scintillantes sous la jupe qui avait glissé. Même ses poils pubiens blonds brillaient d'humidité.

Ma femme était ravie !

Elle était si mouillée que son sperme suintait entre ses lèvres et coulait le long de ses jambes.

"C'est vrai!" dit Hassan .

Au même moment, un vendeur est venu à l'arrière. Il s'est adressé à Hasan en turc.

Jenny et moi avons été surpris par cela. Elle se redressa rapidement, tira sa jupe à droite et posa sa main gauche sur le chemisier ouvert pour couvrir un peu ses seins.

Hasan se leva et se dirigea vers le devant avec le vendeur. Un peu plus tard, il est revenu avec un homme étrange. Ils échangèrent quelques mots et Hasan lui demanda de s'asseoir sur le canapé en cuir. Au son des mots, l'homme doit être russe. Il s'est donc assis à côté de Chloé , dans l'espace qu'Hasan avait laissé vacant, avec une vue directe sur ma femme.

Hasan se tenait derrière lui et j'ai remarqué qu'il tenait maintenant un appareil photo.

« Puis-je vous présenter Jenny et Marcel et voici Chloé », pointant du doigt chacun. "C'est Ivan, un bon client de Russie."

Avec le nouvel invité à table, il y avait une nouvelle tournée de raki . Les verres ont été remplis et tout le monde a grillé. J'ai remarqué l'alcool de plus en plus et comme je l'ai vu dans le regard de Jenny, elle ressentait la même chose ou même pire. Lorsque les verres furent vides, Hasan éleva à nouveau la voix.

"Et maintenant, Marcel, tu peux nous montrer à quel point ça te rend excité quand tu montres ta salope en public comme ça. Le renflement de ton pantalon plus tôt était une preuve suffisante, maintenant baisse ton pantalon et sors ta bite. Je veux que Jenny voie comment ça t'excite quand elle est exposée."

Comme sous la contrainte, j'ai ouvert mon pantalon, je l'ai baissé avec mon slip et j'ai exposé ma bite. En raison de l'interruption et du nouvel invité, mon pénis était devenu mou et se trouvait maintenant entre mes jambes. Il était si petit et chétif.

Ça m'a rendu un peu nerveux que Jenny, rendue curieuse par les paroles d'Hasan , me regarde

"Regardez, quelle petite queue nous avons là. Vous voulez satisfaire une femme comme Jenny avec une si petite?" Hasan ricana et éclata de rire. "Maintenant, penche-toi vers ta putain de salope et ouvre complètement son chemisier. Ivan voudra voir les gros seins de ta femme."

Jenny s'est soutenue avec ses mains sur le canapé. J'ouvris complètement son chemisier et la séparai. Ses seins ressortaient bien, les tétons étaient durs et pointaient 2 cm en avant.

La vue et le fait que je présentais les seins de ma femme à un parfait inconnu m'excitaient. Mon petit pénis a un peu gonflé.

"Regarde Jenny comme ça excite ton copain", a dit Chloé en pointant ma bite.

Jenny regarda maintenant mon petit avec intérêt et enregistra mon désir éveillé.

"Et maintenant tu vas nous montrer tout le con de ta femme ! Allons-y !" ordonna Hasan .

Comme en transe, je me penchai à nouveau vers Jenny et remontai sa jupe. Avec une légère pression par derrière sur ses fesses, je lui ai demandé de glisser à nouveau vers l'avant.

Puis j'ai écarté ses jambes.

Afin de donner à Ivan un aperçu encore meilleur, j'écartai légèrement ses lèvres externes afin qu'Ivan puisse vraiment regarder dans son trou humide et brillant de crachats.

Ma bite était comme une seule.

Jenny et Hasan l'ont vu.

Hasan a ri et a continué à prendre des photos de nous.

Sur un hochement de tête d' Hasan , Chloé tacle Ivan, lui sort sa bite, se penche sur lui et la prend au fond de sa bouche.

"Et maintenant Jenny, montre à Ivan comment te faire plaisir . Tu peux aussi branler ton petit", a-t-il ordonné d'abord à ma femme, puis à moi.

Ma femme a doigté son trou humide d'abord avec un, puis avec deux et enfin avec trois doigts. Avec l'index de son autre main, elle massa sauvagement son clitoris.

Chloé a sucé avec claquement et dévotion la grosse bite d'Ivan. Jenny gémit de plus en plus fort et je me branlai de plus en plus fort. Nous avons atteint notre point culminant ensemble.

J'ai giclé mon sperme dans un grand arc sur le ventre de ma femme. Jenny avait aussi légèrement vaporisé par pure luxure. Son jus de plaisir coulait le long de ses jambes en petits ruisseaux. Le Russe en versa dans la bouche de la jolie

Suissesse , qui eut du mal à avaler la grosse portion.

Hasan a ri et a continué à prendre des photos de nous.

Puis Chloé se leva, alla vers Jenny, se pencha sur elle et French l'embrassa. On pouvait clairement voir le jeu de langue des deux femmes. Puis Chloé leva un peu la tête et laissa sa salive et les derniers restes de sperme d'Ivan s'égoutter dans la bouche ouverte de Jenny.

Ivan se tourna vers Hasan .

"Puis-je baiser la pute allemande blonde?"

Il a pointé ma femme !

Hasan rit et secoua la tête par la négative.

"La chienne n'est pas encore en vente, peut-être la prochaine fois. Aujourd'hui, tu dois te contenter de Chloé . Mais pour ça tu peux la baiser dans le cul aujourd'hui."

Ivan se leva, prit la main de Chloé et l'emmena au bureau.

Dommage, j'aurais aimé assister à l'ascension anale.

"Maintenant, elle va être correctement rodée, alors elle sera plus facile pour moi de la prendre plus tard", a déclaré Hasan , faisant le tour du canapé et se tenant devant Jenny.

"Maintenant, c'est l'heure de la pipe, putain," dit-il en me souriant.

Jenny a d'abord hésité, mais a ensuite ouvert son pantalon. Elle m'a regardé avec un regard corné et un sourire aux lèvres et a sorti son pénis.

Je ne pouvais que m'émerveiller !

Hasan n'avait vraiment pas menti, sa queue mesurait bien 26 cm de long et devait avoir un diamètre de 5 cm.

Quel monstre !

Mais ma femme semblait aimer la vue.

Je pensais que la taille n'avait pas d'importance pour elle ?

À quel point étais-je alors naïf ?

Jenny se jeta sur l'énorme bite, comme une soif d'une gorgée d'eau. Elle a d'abord léché le gland, puis le long de la hampe et encore jusqu'à ce qu'elle le prenne finalement dans sa bouche.

Elle a travaillé sur sa bite avec toute la dévotion.

Elle m'a toujours dit qu'elle n'aimait pas avoir un pénis dans la bouche.

Voulait-elle simplement parler de mon organe sexuel ?

Je me suis levé, j'ai fait le tour du canapé et je me suis tenu à côté des deux pour pouvoir mieux regarder ce qui se passait.

J'ai aimé regarder.

Étais-je un voyeur ?

Ma bite était de nouveau dure.

je venais de m'arroser ! Il lui fallait généralement des heures pour se raidir à nouveau.

Hasan , remarquant mon pénis dur, a poussé Jenny et a pointé ma bite. Elle a laissé son phallus glisser hors de sa bouche avec un pop, a regardé mon petit et a ri. Puis elle a repris la bite de Hasan dans sa bouche et l'a soufflée avec toute la ferveur.

Elle s'est moquée du membre de son mari en suçant le pénis d'un inconnu.

J'étais censé être enragé, au lieu de cela, j'ai secoué mon doux bâton.

En regardant Hasan jouir dans la bouche de ma femme, pompant de grandes quantités de sperme dans sa gorge, j'ai moi aussi atteint mon prochain point culminant.

J'ai giclé mon sperme directement sur les seins massifs de ma femme.

Jenny avala docilement le sperme étranger sans en perdre une goutte.

Ceci, comme tout le reste avant, a été filmé par Hasan .

Jenny et moi étions encore hébétés quand Hasan m'a demandé de l'embrasser. J'ai suivi son ordre et French l'a embrassée. Sa bouche avait toujours clairement le goût du sperme d' Hasan .

À ma grande surprise, cela ne me dérangeait pas.

Au contraire!

Pour la première fois de ma vie, j'ai goûté le sperme d'un autre homme.

Je l'ai aimé!

Après cela, j'ai même léché mon sperme sur ses seins.

Le visage de Sabine, ses seins puis lui ont aussi nettoyé le ventre et les cuisses.

Hasan se tient juste derrière ma femme.

"Votre pute est vraiment une salope excitée. Pouvez-vous vraiment la baiser avec votre tout-petit ?" me demande-t-il.

Ma bouche est devenue toute sèche.

"Elle... euh ... elle le préfère tendre," répondis-je.

"Connerie!"

Hasan attrapa ses hanches et l'attira à lui.

"Votre chienne veut être baisée correctement !"

Je vois une lueur dans les yeux de Jenny alors qu'elle sent sa sangle sur son cul nu.

Hasan a commencé à faire des putains de mouvements, d'abord légèrement, puis plus fort. Les seins dodus de Jenny rebondissaient de manière provocante de haut en bas.

"Mais... euh ... pas vraiment," proteste-t-elle.

Hassan s'est arrêté.

"Regarde ton mari et dis-lui que tu ne rêves pas de te faire baiser très fort par une grosse bite !"

Jenny m'a regardé pendant que Hasan frottait ses mamelons durs entre l'index et le pouce.

« Dis-lui que tu ne veux pas que je masse tes grosses mamelles !

Sous mes yeux, il a massé ses gros seins rudement et durement.

Jenny gémit doucement en me regardant droit dans les yeux.

Le sang a de nouveau été pompé dans mon pénis.

Comment était-ce possible ?

Ce bâtard turc a pressé son abdomen contre le cul de ma femme et a massé ses seins et ma bite a durci.

étais -je un pervers ?

Entre ses jambes, j'ai vu son énorme bite de monstre se frotter contre son cul.

Jenny gémit de plus en plus fort.

"Oui, tu aimes ça ! La mauviette ne peut pas t'offrir un tel géant, n'est-ce pas ?" il rit avec arrogance et me regarda avec condescendance.

Il poussa Jenny vers l'avant pour qu'elle s'appuie des deux bras sur le dossier du canapé.

Hasan se tenait juste derrière elle, la queue dressée.

"Allez, perdant, viens ici."

Je le regardai avec incrédulité mais me rapprochai pour pouvoir admirer de près son énorme pénis.

Hansa attrapa sa bite et caressa les lèvres humides de ma femme avec son gland.

"Hmm... belle truie mouillée ," dit-il en me souriant.

Il attrapa sa tête et la tourna vers moi. Elle m'a regardé d'un air désolé. Je vois l'excitation et la cupidité dans ses yeux.

Il a continué à frotter sa tête contre son vagin. Jenny remue volontiers son abdomen.

"Regarde son petit et dis-lui quelle bite tu veux !" Hasan l'a défiée.

"Je... euh ... je... veux ta bite, Hasan . Je veux sentir ta grosse bite en moi", haleta-t-elle et me regarda dans les yeux.

Le Turc a ri et a poussé sa bite lentement dans son vagin humide pendant qu'elle gémissait de façon excitée .

En regardant son géant glisser lentement dans ma femme, j'ai recommencé à branler mon pénis.

"Enlève tes mains de ta bite, espèce de perdant ! Tu peux te branler si je te laisse !"

Puis il a commencé à baiser ma femme durement par derrière. Il l'a giflée à plusieurs reprises sur les fesses.

Elle gémissait et gémissait à un volume que je n'avais jamais entendu d'elle auparavant.

Ses gros seins vacillaient de manière provocante avec ses poussées dures et rapides. "Oh mon Dieu, est-ce que ta bite est géniale", gémit ma femme.

Il ne fallut pas longtemps pour que son premier orgasme la secoue.

Hasan s'arrêta brièvement puis continua à baiser fort. Le Turc semblait avoir une endurance sensationnelle. Il a baisé ma femme plus fort et plus vite.

Ses gémissements et ses cris de plaisir prenaient déjà des traits d'animaux.

Hasan attrapa ses longs cheveux blonds et tira sa tête en arrière.

"Tu aimes ce putain de morceau, n'est-ce pas ?" Être monté comme une chienne en chaleur. C'est ce que tu veux, non ?"

"Oh ouais... ouais... enfin une bonne grosse bite. J'en ai tellement besoin. Donne -la-moi, baise-moi avec ta grosse bite bien chaude," gémit-elle.

N'a-t-elle pas dit que la taille n'avait pas d'importance ?

Je ne l'ai pas reconnue !

Mon petit pénis était si dur qu'il me faisait mal.

Mais je n'avais pas le droit de le branler , le Turc me l'avait ordonné.

Hasan a sorti sa bite de son vagin. Il brillait d'humidité.

"Tourne-toi et allonge-toi sur la table, putain !"

Elle obéit immédiatement à son ordre.

Dès qu'elle fut sur le dos, il enfonça son phallus dans son sexe et la pilonna durement et brutalement.

Ses gros seins se balançaient d'avant en arrière à chaque poussée.

« Qui te baise le mieux ? La mauviette ou moi ? Il haletait.

Jenny m'a regardé. Le désir se reflétait dans ses yeux.

"Tu... ohhh Hasan , tu baises bien mieux que mon mari. Votre énorme bite se sent si bien.

Hasan a éclaté de rire et a continué à baiser ma femme devant mes yeux. Il la faisait passer d'un orgasme à l'autre.

Son corps tremblait comme si ses doigts étaient branchés sur une prise.

Puis il l'a attrapée, l'a tirée vers le haut et l'a poussée à genoux devant lui.

"Ouvre ta bouche, salope," ordonna-t-il.

Il fourra sa grosse tête dans sa bouche.

"Tu peux te branler mauviette pendant que ta femme avale mon sperme ," haleta-t-il.

J'avais reçu la permission de branler mon pénis.

Pour terminer!

J'ai ressenti une profonde gratitude.

J'ai immédiatement poussé mon prépuce d'avant en arrière à un rythme rapide.

Enfin branler!

Puis j'ai vu Hasan trembler de partout. Sa queue tremble.

Jenny a tenu l'épais arbre couvert, branlé facilement.

Je reconnais ses mouvements de déglutition frénétiques alors qu'elle savoure son sperme. Elle ne me l'a jamais fait !

Elle m'a dit qu'elle ne boirait jamais de sperme masculin.

À quel point étais-je alors naïf ?

Je n'ai eu qu'à faire quelques mouvements saccadés avant de revenir. Je jouis en arcs hauts en regardant ma femme lécher la bite du Turc .

"Vous pouvez y aller maintenant", a déclaré Hasan en levant la caméra. "Ce sont pour l'album de famille."

Nous nous sommes habillés avec Jenny en gardant la minijupe sans pantalon. Avec son chemisier, son blazer en lin et ses chaussures, elle a marché avec moi vers l'avant.

Nous avons dit au revoir à Hassan, qui a ramené Jenny à lui. À l'extérieur du magasin, c'est-à-dire publiquement et en ma présence, il a passé la main sous sa jupe et a enfoncé un doigt dans son vagin.

Alors qu'il la pénétrait légèrement, j'entendis sa voix douce.

"Je veux encore te baiser demain. Débarrasse-toi de ta mauviette."

Jenny a hoché la tête, repoussant Hasan et me liant le bras. Ensemble, nous sommes retournés à notre hôtel.

Cela s'est avéré être des vacances intéressantes!

4

LISA EST EN VACANCES !

"Je veux que tu viennes dans ma chambre avec moi."

Lisa ne pouvait pas croire elle-même qu'elle avait dit ces mots au jeune homme. Son pouls s'accélérait, mille pensées traversaient sa tête en même temps. Elle ne pouvait pas non plus croire qu'elle avait réellement attrapé sa main et trébuchait maintenant dans les escaliers de sa chambre dans le petit hôtel avec lui sur les genoux bancaux.

Elle ne pouvait pas croire qu'elle irait aussi loin. Mais ce qui a suivi s'est passé quand même et sans qu'elle essaie de reprendre le contrôle de la situation.

Elle a juste laissé faire...

Comment en est-on arrivé là ?

Quelques semaines plus tôt, Tobias lui avait dit qu'il ne pourrait pas prendre les vacances prévues sur la côte atlantique portugaise. Lisa était choquée !

Toby était vice-président du club de football local. Le premier président, un bon ami des deux, a eu un accident de moto et a été si gravement blessé qu'il était désormais totalement incapable d'organiser et de tenir le grand tournoi anniversaire pour marquer le cinquantième anniversaire du club.

Et donc son mari, d'abord seulement dans des allusions et des clauses subordonnées, mais a finalement expliqué de plus en plus clairement et définitivement que c'était de toute façon une idée folle de partir en vacances si peu de temps avant la fête et de ne rentrer à la maison que le week-end du tournoi.

Au début, elle avait juste été déçue et triste.

Le fait même qu'il ait voulu partir avec elle juste avant cette affaire importante pour lui, elle l'avait pris comme preuve que même après dix ans de mariage, il l'aimait toujours , qu'elle signifiait plus pour lui que ses copains de foot.

Les deux s'étaient mariés jeunes. Elle avait vingt et un ans tendre quand elle a dit oui à Tobias, qu'elle avait déjà rencontré au lycée.

Dans les années qui ont suivi, leur relation est devenue de plus en plus intime. Récemment, cependant, sa vie sexuelle initialement occupée avait subi un revers important. Toby voulait progresser professionnellement, il travaillait beaucoup et était souvent épuisé et distrait. Il avait aussi toujours évité le désir d'avoir des enfants de Lisa au motif qu'il voulait d'abord "tout mettre en ordre en termes de carrière". Et ainsi le sexe avait dégénéré en un exercice obligatoire plutôt dépassionné certains week-ends. Attention, seulement sur certains !

Elle s'était dit que c'était normal.

Elle comprenait , elle le soutenait partout où elle pouvait.

Elle était si heureuse quand, après quelques délibérations, ils ont réservé les vacances.

Et maintenant ça !

À la fin, elle avait déclaré avec défi qu'elle partirait alors seule en vacances. Et à son étonnement sans bornes, Toby avait accepté immédiatement.

"D'accord, ma chérie. Tu te détends bien et tu laisses pendre tes jambes. Je peux alors me concentrer entièrement sur les préparatifs de la grande fête. Quand tu seras de retour, on laissera ça déchirer à la fête."

Lisa savait exactement que passer du bon temps signifiait une frénésie insensée avec ses copains.

Mais elle ravala sa colère, elle en avait plus qu'assez ces derniers jours. Alors elle l'a laissé sur un bref "Alors on est d'accord" et a commencé à compter les jours jusqu'à son départ.

Dans les jours qui ont suivi, Toby n'a même pas remarqué qu'elle était extrêmement déçue et bouleversée. Il retourna sans inquiétude à ses relations normales et quotidiennes avec elle.

Alors que Lisa était déjà assise sur ses valises pleines, il avait encore roulé sur elle la veille de son départ et ils avaient machinalement baisé. Avant de rouler sur le côté, il l'embrassa sur la joue et expliqua avec un sourire fier : "Alors tu ne m'oublies pas non plus pendant tes vacances."

Lisa avait mordu dans son oreiller dans le noir et ne savait pas si elle devait pleurer, crier ou rire.

Comment pouvait-il être si sûr d'elle ?

Comment pouvait-il dire de telles choses après une si mauvaise baise ? Elle est restée éveillée très longtemps cette nuit-là...

Avec un tome d'histoire épais, Lisa s'est installée confortablement sur sa chaise longue sous le parasol coloré. Elle était encore seule sur la plage solitaire, accessible à quelques pas de l'hôtel et située dans une petite baie rocheuse.

Voyons qui se présenterait ici aujourd'hui.

Au bout d'une semaine sa colère ne s'était pas tarie, mais elle devait de moins en moins y penser, elle avait tout simplement oublié d'être en colère. Elle a observé cela en elle-même et savait que certaines choses devraient changer après son retour. Il y aurait beaucoup de conversations longues et maladroites. Mais jusque-là, elle ne pouvait rien changer de toute façon et elle avait donc décidé de passer un bon moment.

Elle a littéralement pris vie.

Le soleil, le mouvement de l'air atlantique, le calme et la bonne cuisine du petit mais bon hôtel, un peu hors des sentiers battus, tout lui a fait du bien.

Elle avait toujours bien toléré le soleil et développé un bronzage sain mais pas trop profond. Maintenant, des taches de rousseur fleurissaient sur son nez et son décolleté. Ceci, combiné à ses yeux bleus, lui a donné un air jeune et guilleret malgré ses trente et un ans. Lorsqu'elle s'est regardée dans le miroir le soir après la douche, elle a vu une femme attirante : grande, avec de longues jambes et des seins pleins, des formes fermes et des courbes excitantes.

En fait fait pour l'amour et trop mûr pour avoir des enfants.

Elle caressa ses cheveux bruns raides, qui avaient reçu quelques mèches claires et légères du soleil, et fit claquer ses doigts avec contentement. Elle ne s'était pas sentie aussi désirable depuis longtemps. C'est juste dommage que personne n'ait passé ses vacances dans cet hôtel vraiment mignon, avec qui un petit flirt aurait même valu la peine.

En plus de Lisa, il y avait une famille avec un fils et une fille, deux couples britanniques âgés et le petit groupe de femmes italiennes que Lisa a classé comme la "Catholic Widows' Association Pietra Ligure ". Quelques autres invités allaient et venaient sans qu'elle les remarque consciemment.

Elle ajusta ses lunettes de soleil et poursuivit sa lecture, qui portait sur la réalisation de soi d'une noble déshonorée du sud de l'Allemagne au Haut Moyen Âge.

Mais après seulement quelques phrases, elle fut de nouveau distraite par les premiers chercheurs de soleil qui s'approchaient et regarda par-dessus le bord de ses lunettes. Elle avait toujours été curieuse et aimait observer. L'heureuse famille s'installe en file indienne. Le père avec un front dégarni et un petit ventre rond devant, emballé comme un âne de bât avec tout ce dont vous pourriez avoir besoin pour une journée à la plage. Derrière lui, sa femme rose avec une robe colorée fluide et un grand chapeau de soleil, également emballée. Les quelques mots que Lisa avait échangés avec eux lors de diverses rencontres avaient tous été amicaux, voire sincères. Derrière sa charmante fille, peut-être 11 ans, faisait roue après roue, ses tresses noires volant autour de ses oreilles. Le fils trottait de nouveau derrière lui, à quelque distance. Jusqu'à présent, Lisa ne l'avait remarqué que du coin de l'œil. Peut-être à peine dix-huit ans, il avait un livre sous le bras. Lisa a deviné qu'il préparait son diplôme d'études secondaires. Pour la première fois, elle le regarda de plus près. Il a essayé de paraître aussi ennuyé que possible. Tout comme il n'appartient pas au reste du groupe. Grand et très mince, il ne montrait pas la moindre grosseur. Les contours de ses muscles lisses apparaissaient sur tout son corps sous sa peau impeccable. Sa jolie petite tête était couronnée d'épaisses boucles noires, et maintenant elle remarquait aussi ses lèvres charnues, ce qui donnait à son apparence quelque chose de très doux malgré toute sa dureté.

"Dans quelques années, des rangées de femmes haleteront après toi, ma petite," pensa joyeusement Lisa.

Ses pensées retournèrent à sa propre jeunesse, aux vacances avec ses parents. Quelle période émouvante. Ils étaient en Grèce quand Lisa, à quinze ans, était tellement pleine d'hormones qu'elle ne savait plus où elle en était.

Tout en elle fleurissait, poussait, gonflait et elle devait patauger consciencieusement après ses parents. Comme elle s'était sentie adulte quand elle avait senti les regards avides des garçons et des hommes grecs sur son corps. Combien elle aurait aimé danser avec eux dans l'air parfumé devant la taverne le soir, au lieu de cela, elle a dû s'asseoir avec ses parents dans l' appartement de vacances et jouer au rami. Quelle époque !

Elle retourna à sa lecture.

La demoiselle appauvrie devait repousser les avances impétueuses d'un "cousin" mal-aimé. Mais Lisa ne pouvait plus vraiment se concentrer sur l'histoire. Les pensées de sa propre jeunesse l'avaient agitée de manière inhabituelle et l'avaient mise dans un état d'excitation légèrement picotant. Elle leva les yeux et regarda le garçon se lever de sa serviette et se diriger vers l'eau, délibérément nonchalant, mais en fait un peu maladroit et incertain. Il a accéléré ses pas, a finalement couru dans les vagues et a commencé à nager. Alors qu'elle le surveillait, de nouveaux souvenirs lui vinrent.

Immédiatement après avoir obtenu son diplôme d'études secondaires, elle est partie en vacances seule avec son Toby pour la première fois. Ses parents n'avaient pas été trop stricts avec elle, mais ils avaient des idées bien arrêtées sur ce qui était et n'était pas acceptable pour une fille. Et donc Toby n'avait pas été autorisé à rester avec elle jusque-là. Bien sûr, les deux avaient déjà couché ensemble auparavant, mais les expériences étaient pour la plupart hâtives et pas toujours remplies. Sur le siège arrière de sa Golf ou dans une pièce sombre à la fête d'un camarade de classe. C'est ainsi que pendant ces vacances, ils ont pu pour la première fois se découvrir et s'amuser en paix.

Le garçon avait entre-temps contourné à la nage l'un des affleurements rocheux qui encadraient la petite baie des deux côtés. Il avait donc complètement disparu du champ de vision de Lisa.

A cette époque, ils n'étaient arrivés qu'à la lande de Lüneburg , leur désir l'un pour l'autre avait été si intense. Avec des mouvements erratiques, ils avaient installé leur petite tente sur le premier meilleur camping qui se trouvait sur leur chemin.

Puis ils avaient joui de leur première liberté.

Toby était un amant persistant et bruyant avec une bite puissante. Les deux avaient, avec de courtes pauses, baisé comme des fous. Ils ont été expulsés le deuxième jour, car leurs jeux violents s'étaient trop manifestement répandus hors de la tente et les familles à leur droite et à leur gauche s'étaient plaintes, craignant pour le salut de leurs petits. Les jeunes ont alors monté leur tente en plein air, dans une petite forêt, et ont continué à baiser. C'est presque venu aux premiers bouleversements:

Lisa était légèrement endolorie après des jours de coups. Toby s'est senti offensé quand elle l'avait doucement repoussé et, dans son impétuosité juvénile, ne pouvait pas sympathiser avec elle. Mais un garde forestier qui a banni les deux du bosquet à ce moment précis a donné à Lisa la pause dont elle avait besoin avant que les amants puissent enfin vivre leurs envies ailleurs. Quelle époque !

À un moment donné, Lisa a également ressenti le besoin de se rafraîchir dans les inondations. Elle sortit à la nage, allant dans la même direction que le garçon. Avec de longs coups puissants, elle fendit les eaux froides de l'Atlantique.

Elle se sentait fraîche et libre. Jusqu'à présent, elle n'avait pas nagé hors de vue de la plage de l'hôtel. Elle était ravie de constater que d'autres baies s'étendaient le long de la côte, devenant plus petites, plus solitaires et plus romantiques à mesure que la distance de l'hôtel augmentait.

Elle a décidé de nager à terre derrière l'affleurement le plus proche pour profiter de la paix et de la solitude ici pendant un moment.

Ceci, ou peut-être la baie suivante ? elle a pensé et n'a pas pu décider. Quand elle tourna enfin vers l'intérieur des terres, la plage de l'hôtel était à bonne distance. Vous devriez pouvoir trouver un endroit pour vous réchauffer ici. Alors qu'elle se rapprochait, l'eau était juste au-dessus de sa taille. Mi-marche, mi-nage, elle se fraya un chemin entre des rochers vers la plage.

Puis soudain, elle le vit !

Caché aux yeux des autres vacanciers, mais à moins de dix mètres d'elle, il se tenait sur la plage. Il appuya son dos contre un rocher dans le léger ressac qui ne faisait que lui clapoter les chevilles. Son corps mouillé scintillait sous le soleil de midi, qui était haut à son zénith et baignait toute la scène d'une lumière blanche et crue. Le spray a créé une fine brume presque lumineuse.

Elle comprenait maintenant clairement pourquoi le garçon avait recherché cette petite crique isolée. Sa main gauche abaissa la ceinture de son short de bain, dans sa main droite il tenait la plus belle bite que Lisa ait jamais vue.

Le membre du garçon était gros et dur. Lisse et brillant, il s'élevait fortement, strié de fines veines, couronné par un gland sombre parfaitement en forme de prune. Ses testicules bombés s'étaient bien serrés contre ce mât magnifique.

Elle ne s'était pas attendue à ce spectacle !

Avec un bref cri de surprise, elle recula.

Le garçon l'a-t-il remarquée ?

J'espère que le soleil l'a aveuglé ! Instinctivement, elle plongea dans l'eau. Apparemment, le garçon ne l'avait pas remarquée, car sans se décourager, il continua ce qu'il avait commencé.

Lisa regarda, fascinée, le garçon haleter et abuser de son club. Sifflant fortement, il respira entre ses dents fermées. La peau se resserrait sur ses muscles, les tendons et les veines de son cou et de son bras bombaient. Son visage était déformé par la douleur. Son poing va et vient sur cette magnifique raclée dont Lisa ne peut plus détacher les yeux.

D'une part, elle était constamment tentée de se retirer le plus rapidement et le plus discrètement possible pour ne pas se retrouver dans une situation embarrassante. En revanche, elle a succombé à la fascination de l'idée de faire quelque chose d'interdit ou même un peu louche. Un sentiment qu'elle n'avait pas ressenti depuis longtemps. Et finalement, elle fut simplement captivée par la vue de l'énorme billet que le garçon polissait avec tant de dévouement. Ses mouvements sont devenus plus erratiques maintenant, tout son corps secouant légèrement d'avant en arrière et ses boules se balançant de haut en bas.

Quelque chose à l'intérieur de Lisa lui disait que ce n'était pas bien de continuer à surveiller le garçon. Ou peut-être qu'elle avait juste peur qu'une fois qu'il serait venu, il la remarquerait. Lentement et silencieusement, elle recula autour du rocher. Lorsqu'elle fut sûre que le garçon ne la verrait plus, elle se mit à nager jusqu'à la plage de l'hôtel à coups réguliers.

Atteignant son transat, elle se sécha et s'étendit au soleil pour se réchauffer. Mais elle n'arrivait pas à chasser de son esprit l'image du garçon en train de se masturber. Au bout d'un moment, elle s'assit pour continuer à lire. Le garçon était entre-temps revenu dans sa famille. Comme si de rien n'était, il a aidé sa jeune sœur à construire un château de sable. Aussi dur que Lisa ait essayé, elle n'a pas réussi à tenir plus de deux lignes avant de devoir à nouveau le regarder par-dessus son livre. Elle était fascinée par ce qui se cachait dans son short de bain. Il ne fallut pas une demi-heure avant que le garçon ne revienne vers l'eau, pataugeant dans et hors de vue comme avant. Autant Lisa aurait aimé savoir s'il recommencerait, autant elle ne le regarderait pas secrètement une seconde fois.

Au cours de l'après-midi, il a fait plusieurs autres "excursions de natation", comme Lisa a été impressionnée de le découvrir. Et le spectacle se répéta plusieurs fois au cours des jours suivants. Lisa était ravie de partager ce "petit" secret avec le garçon, alors que les activités de baignade sur la plage se déroulaient si insouciantes. Et bien que ses pensées aient erré vers sa queue impressionnante et son corps tonique lorsqu'elle a posé sa main sur lui-même dans les draps aérés de son lit d'hôtel la nuit, il ne lui serait pas venu à l' esprit à ce moment-là de l'approcher de quelque manière que ce soit.

Dommage, pensa Lisa en regardant depuis sa table de petit-déjeuner la famille monter à bord de l'autocar pour un voyage de deux jours à Lisbonne. Elle-même commencerait le voyage de retour le lendemain après-midi et ainsi elle ne pourrait plus voir le garçon avec la grosse bite. ré

puis elle a ri pour elle-même, mes condoléances à nouveau. Deux jours de visites de la ville avec maman et papa, vous n'aurez pas beaucoup de temps pour vos beaux jouets.

Elle fut d'autant plus étonnée que peu de temps après, elle traversa la terrasse en direction de la plage de l'hôtel avec son panier de bain et trouva le garçon juste là avec ses livres en train de prendre un café.

A-t-elle bien regardé ?

N'était-il pas à bord ?

Lentement, elle comprit : il avait probablement réussi à convaincre ses parents de faire cette pause et ils avaient commencé le city trip sans lui pour qu'il puisse étudier en paix.

Sans plus tarder, Lisa a changé son plan et s'est assise à deux tables pour commander également un café. Au moment où elle portait la tasse fumante à ses lèvres, le garçon prit une gorgée de son café.

Leurs regards se rencontrèrent, elle lui sourit et il lui rendit furtivement son sourire.

Mon dieu, qu'est-ce que je fais ici ? se demanda-t-elle instantanément. Je flirte avec un garçon qui pourrait être mon fils. Lisa, ressaisis -toi et plonge dans la fraîcheur de l'Atlantique !

Mais elle n'a pas fait ça.

Sous prétexte d'ajuster sa chaise au soleil, elle se retourna pour que le garçon puisse l'admirer dans toute sa splendeur. Elle croisa ses longues jambes brunes et continua à siroter son café avec délectation. Comme par accident, elle tira sur son haut de bikini et caressa doucement ses seins gonflés. Elle était ravie de constater qu'elle se trouvait plus attirante qu'elle ne l'avait été depuis longtemps et que le garçon la regardait de plus en plus souvent.

Quel diable chevauchait-elle ?

Elle mit lentement le biscuit sucré qui accompagnait le café dans sa bouche à l'approche du groupe de veuves italiennes et, au milieu des bavardages méditerranéens, réclama la table entre elle et le garçon. Elle atterrit durement dans la réalité, attrapa son maillot de bain, se leva et se dirigea vers la plage.

Il n'est pas venu ici de toute la journée.

Le soir, il s'assit au bar de l'hôtel avec son livre obligatoire. Lisa avait enfilé sa robe une pièce préférée en soie gris clair pour la dernière soirée, qui jouait parfaitement autour de sa silhouette dans toute sa simplicité et faisait ressortir à merveille ses seins pleins. Elle voulait se montrer à lui une dernière fois, voulait sentir une dernière fois un regard furtif et lubrique de sa part. Si elle y avait sérieusement pensé, elle se serait probablement reniflée. Mais l'étincelle dans ses yeux qu'elle avait remarquée sur la terrasse ce matin-là lui avait fait tant de bien. Malheureusement, il ne le remarqua pas parce qu'il tournait le dos à la pièce et qu'il était absorbé par son livre sur un tabouret de bar. Elle s'assit dans un fauteuil et feuilleta un magazine féminin portugais, perdue dans ses pensées. Et bien qu'elle ait fait de son mieux pour bannir de sa mémoire la vue du garçon nu au soleil de midi et le flirt implicite sur la terrasse de l'hôtel, les images lui revenaient sans cesse. Deux martinis vinrent à leur table l'un après l'autre. Pendant deux martinis, elle était en colère contre elle-même. Elle ne savait que faire d' elle- même et de la soirée qui avait commencé. Son indécision ne la rendait que plus impuissante.

Mais que devrait-elle décider de faire de toute façon ?

Que faisait-elle ici de toute façon ?

Elle se sentait comme un poulet stupide. Finalement, elle écarta la pensée à laquelle elle n'avait pas encore vraiment pensé, se leva et voulut sortir sur la terrasse. Elle passa devant lui en tournant les talons. Elle lui a parlé sans plan ni intention.

Elle ne put se souvenir plus tard de quoi exactement ils avaient parlé. Cela avait été, tout simplement, la conversation la plus honnête qu'elle ait eue depuis longtemps.

Elle ne se souvenait que d'une chose avec certitude : elle ne s'était pas plainte auprès de lui de sa souffrance et ne lui avait pas dit comment elle en était venue à ces vacances de célibataire involontaires. Un peu surpris au début, il parlait ouvertement et sans hésitation de lui -même . Elle ne s'y serait jamais attendue. Son style de conversation facile contrastait fortement avec son attitude timide lorsqu'il flirtait sur la terrasse, ce qui le rendait d'autant plus attirant pour Lisa. Sa conjecture s'était avérée exacte : il était en fait sur le point d'obtenir son diplôme d'études secondaires. Sans aucune posture pubertaire, il parlait de ses projets et des vacances.

Lisa sentit son cœur battre plus vite, ses jambes faiblirent.

Elle était amoureuse.

Amoureux?

Cela ne pouvait tout simplement pas être le cas !

Elle ne connaissait le garçon que depuis quelques minutes.

Le reste de la soirée passa. Le bar était de toute façon peu peuplé et ils avaient été les seuls clients pendant un moment. Les lumières s'éteignirent lentement pour informer les derniers visiteurs que le bar était sur le point de fermer.

Lisa s'éclaircit la gorge, légèrement gênée.

"Eh bien, je serais très heureux si vous pouviez..."

Elle s'est arrêté. En fait, cela aurait dû être un adieu un peu raide. Pendant une petite éternité, aucun d'eux ne dit rien. Et puis il lui sembla qu'elle s'entendait de loin alors qu'elle posait doucement sa main sur sa cuisse et disait doucement :

"Je veux que tu viennes dans ma chambre avec moi."

Les marches de l'escalier volaient vers elle comme dans un rêve.

A peine la porte avait-elle été claquée qu'il était encore dans le petit couloir qui menait à la pièce éclairée par la lune, quand il était sur elle, elle sur lui. Il sentait si merveilleusement le soleil et la jeunesse, il sentait si merveilleusement la plage et la mer. On ne savait plus qui séduisait qui, même si Lisa aurait pu faire preuve d'un peu plus d'initiative à ce moment-là.

Ses mains erraient de haut en bas sur son corps et elle haleta alors qu'il pressait ses fesses et ses seins à travers la fine soie. Elle lui facilita la tâche, quelques instants plus tard seulement sa robe légère était déjà tombée par terre.

Ses mains pénétrantes sur sa peau nue l'excitèrent encore plus, elle entrouvrit les lèvres. Presque avidement, comme si elle voulait le boire, sa langue descendit dans sa gorge, ses mains s'enroulèrent autour de son cou et de ses fesses dures.

Finalement, elle déboutonna sa chemise à la hâte et sentit la peau douce et chaude en dessous, descendant de sa poitrine jusqu'à ses muscles abdominaux durs où un duvet noir traînait jusqu'à son nombril.

Presque toutes les femmes seraient ravies de ce spectacle !

Le sang battant dans ses oreilles, elle tourna finalement son attention vers ce qu'elle avait déjà ressenti et senti dans son esprit. Elle déboutonna son pantalon et, sans hésitation, lui tira dessus et sa culotte jusqu'à ses chevilles, s'agenouillant devant lui alors qu'il s'appuyait contre le mur.

Puis il a littéralement sauté vers elle !

Il dominait et dans la pénombre de la pièce, il semblait encore plus grand que ce dont elle s'était souvenue de la rencontre secrète sous le soleil brûlant de midi. Pleine d'excitation et pourtant avec révérence et douceur, elle s'empara de la hampe. Il était écrasant, si dur et pourtant si doux et velouté, elle pouvait sentir son pouls battant.

Le garçon gémit bruyamment.

Tout tournait autour d'elle, elle baignait dans le ravissement qu'il la voulait, qu'il lui tendait la main, qu'il était étiré au point d'éclater et de pousser et de se contracter, et quelques petites larmes d'émotion jaillirent de ses yeux.

Elle le serra plus fort, enserrant doucement ses testicules lourds avec sa main gauche et il gémit bruyamment à nouveau. Ses lèvres s'approchèrent du gland luisant.

Incroyable, même sa bite sent bon, pensa-t-elle brièvement. Quand elle passa finalement le bout de sa langue le long du dessous, seulement pour pousser ses lèvres sur le fruit tremblant d'un seul mouvement audacieux, le garçon gémit comme si quelqu'un lui mettait les vis à oreilles, ses genoux tremblant.

Lisa a dit que la pulsation de sa pointe devenait plus forte, elle voulait lui donner du temps et s'est retirée, mais elle sentait déjà un jet de liquide chaud sur son visage. Elle n'arrêtait pas de reculer, mais la suivante suivit, puis sur son cou, puis une autre, la suivante se posa sur ses seins, une autre, ça ne s'arrêta pas.

Le garçon tomba sur le sol, respirant lentement et fortement.

Lisa s'agenouilla à côté de lui alors qu'il balbutiait timidement quelque chose à propos de "désolé".

« Non, pourquoi ? » elle lui répondit rapidement, ne voulant pas le décourager. "Tu me montres juste à quel point tu me veux, ça me flatte ."

Elle pouvait le sentir se détendre un peu. Dans la pénombre, elle lui adressa son plus beau sourire, caressa malicieusement ses seins luisants de sa sauce, ramassa le liquide collant avec ses doigts puis le lécha avec délectation. Elle l'a regardé droit dans les yeux

"Hmm, tu es vraiment un phénomène, le plus pur des délicieux !"

Cela ne manqua pas d'avoir un effet, alors que ses yeux

s'illuminèrent et qu'un soupçon de sourire traversa son visage.

"Allez, je veux plus de toi," dit-elle, attrapant ses mains pour le tirer vers le lit. Ils trébuchèrent dans la pièce, et il enleva à la hâte sa chemise et son pantalon autour de ses chevilles pour de bon . .

Lisa a repris son jus de ses seins pour le frotter dans sa fente. Elle voulait être préparée pour son grand. Elle était tellement excitée qu'elle n'avait même pas remarqué que son jus coulait librement depuis longtemps.

Alors qu'ils se laissaient tomber sur le lit, il fut rapidement au-dessus d'elle. Il se coucha impétueusement sur elle et elle remarqua qu'il était plus lourd et plus fort qu'il n'y paraissait dans sa carrure élancée. Malgré sa taille à forte poussée, il a d'abord raté l'entrée et elle a senti son marteau chaud sur son ventre. Elle le repoussa doucement un peu, l'attrapa enfin entre les jambes et le dirigea enfin vers son entrée. Elle gémit doucement lorsqu'il la pénétra d'une seule poussée mais infiniment lente et régulière.

Son souffle s'est coupé un instant !

Comme c'était infiniment bon !

Comment elle avait attendu ça !

Que ce soit en fait sa queue ou juste la pensée de sa taille n'avait pas d'importance pour elle à ce moment-là. Elle était remplie de lui, du poids de son corps sur elle, de son odeur et de son goût. Lentement et de manière incertaine, il commença à se déplacer sur elle.

Lisa était au septième ciel.

Avec Toby, elle avait appris quelques trucs au fil des ans afin d'en avoir pour son argent alors qu'il devenait de plus en plus insensible.

Elle pourrait oublier tout ça maintenant !

Elle était juste excitée. Le garçon magnifique au-dessus d'elle et sa bite dure et magnifique à l'intérieur d'elle ne faisaient que la rendre de plus en plus excitée. Après un certain temps, les mouvements du garçon sont devenus plus confiants et audacieux. Son excitation augmenta, grognant doucement et haletant, ses poussées devinrent plus violentes.

Mon Dieu, combien j'en avais besoin, pensa Anna.

Sans un mot, elle l'encouragea mentalement :

Baise-moi, mon grand ! Donnez-moi une bonne raclée ! Vous en avez besoin, autant que moi !

Et c'est exactement ce qu'il a fait. Son élan devenait plus sauvage et il poussait son bassin vers le sien de plus en plus violemment. Elle enroula étroitement ses jambes autour de son cul de marbre. Ses poussées puissantes, avec lesquelles il la conduisit littéralement à travers le lit, son poids sur elle, sa peau douce et chaude sur son ventre, ses seins, son cou et son tronc secouant constamment d'avant en arrière en elle, la firent bientôt jouir. Très dur, très intense, très fort, tellement qu'elle gémit du fond de sa gorge. Son corps vibrait de part en part.

Le garçon a également commencé à haleter bruyamment et l'a poussée avec tant de véhémence comme s'il voulait la diviser en deux. Lisa a essayé de se ressaisir autant que possible dans les circonstances. Elle voulait l'aider, voulait attraper ses couilles pour les presser, mais elle ne pouvait pas. Puis il s'arrêta brusquement.

Lisa sentit son mât se contracter dans son sillon, qui palpita à nouveau.

Ils sont restés allongés comme ça pendant un moment sans bouger le moins du monde. Puis il glissa lentement hors d'elle et roula sur le côté.

Elle se tourna vers lui et voulut dire quelque chose, n'importe quoi. Mais tout ce qui lui passait par la tête semblait trop banal et hors de propos. Elle venait de le faire avec un garçon qui aurait très bien pu être son fils. Mille et une pensées traversèrent sa tête.

Il n'y avait qu'une chose qu'elle n'avait pas : une mauvaise conscience envers Toby.

Elle avait trompé son mari et elle s'en foutait !

Elle était complètement absorbée par l'ici et maintenant. Allongé sur le dos, il croise les bras derrière la tête. Sa fierté ne pouvait être ignorée , il rayonnait littéralement dans la pénombre. Mais cette fierté ne semblait pas du tout prétentieuse, juste douce.

Avec un sourire béat, elle caressa sa poitrine et son ventre et constata que sa bite était toujours en érection après la deuxième fois.

La jeunesse est belle !

Il faut fêter les fêtes comme elles viennent, pensa-t-elle, roula sur lui et se mit littéralement sur sa grosse verge.

Un autre soupir chaleureux retentit.

Elle avait l'impression qu'elle allait le prendre encore plus profondément qu'avant, comme s'il courait doucement et chaudement dans son ventre et dans sa gorge. Elle posa ses mains sur sa poitrine et laissa son bassin tourner lentement. Elle a vraiment apprécié ce poste.

Elle a vite oublié à quel point elle venait d'arriver. D'avant en arrière, de haut en bas, d'avant en arrière, elle fit tourner ses fesses et entendit presque les anges chanter à nouveau, tellement elle était excitée par ce jeu. Le garçon lui caressa doucement le dos.

Toby n'avait jamais aimé cette position, probablement parce qu'elle signifiait renoncer à trop de contrôle. Cela l'avait troublé de ne pouvoir déterminer la direction de la marche. Ou peut-être avait-il peur de se faire mal quand sa grande et magnifique femme le chevauchait. Puis ça s'est adouci quelques fois et lui a échappé, elle a eu quelques regards colériques et à partir de ce moment cette position a été supprimée de son répertoire sans remplacement, comme tant d'autres.

Pour le moment, avec le garçon, qui agissait de plus en plus avec assurance, avec le Wunderhorn sous elle, il n'en était pas du tout question. Il se balançait d'avant en arrière sur son poteau comme s'il y était attaché. Maintenant elle se penchait vers ses lèvres chaudes, maintenant elle rejetait la tête en arrière. Elle frissonna de la pointe des pieds au mamelon alors qu'elle sentait sa délicieuse bite en elle, la dirigeant exactement comme elle se sentait le mieux avec une certitude somnambule. Quand il a finalement embrassé ses seins gonflés et pincé doucement les mamelons, c'était à elle.

Contrairement au précédent, cet orgasme a lentement surgi, refluant un peu pour revenir plus intensément. Gémissant doucement, elle eut des frissons après les frissons et juste au moment où elle pensait que c'était fini, elle trembla à nouveau. Elle n'avait jamais rien ressenti de tel de toute sa vie.

Quand cela s'est finalement terminé, elle a remarqué que le garçon la regardait avec attente alors qu'elle s'asseyait sur lui et ne bougeait plus. De toute évidence, il n'était pas venu, mais il avait encore faim. Une douce langueur s'emparait de tous ses membres. Elle sentit un léger tiraillement pas inconfortable dans son vagin. Elle savait instinctivement qu'après ce mont Everest, elle ne reviendrait plus. Elle souleva son bassin pour se libérer de lui, rampa sur le côté et tendit ses fesses vers lui. Fallait-il se défouler un peu plus sur elle.

Au début, il ne comprenait pas très bien ce qu'elle attendait de lui, mais ensuite il s'agenouilla derrière elle et la laissa volontiers le conduire. Encore une fois, elle attrapa sa bite entre ses jambes.

Comment pouvait-il être encore aussi dur ?

Encore une fois, elle le conduisit doucement mais fermement vers sa fente pour le prendre immédiatement.

Elle ne se souvenait pas complètement de ce qui s'était passé ensuite. Elle avait prévu d'extraire le dernier morceau de jus des couilles du garçon avec une courte chevauchée venteuse par derrière.

Mais tout ne s'est pas passé comme elle l'avait imaginé !

Il attrapa ses hanches et la poussa à nouveau fort. Elle agrippa ses mains à la literie et essaya de renvoyer ses poussées avec une intensité égale.

Elle voulait l'achever, son étalon adolescent !

Mais comme s'il savait exactement cela, il la serra plus fort et prit l'initiative.

Comme il se déhanchait !

Comme il variait le tempo !

Comment il s'est soudainement arrêté, se retirant lentement presque tout le chemin, revenant lentement en elle dans toute sa gloire, pour se retirer un instant plus tard jusqu'à sa porte, pour pousser à nouveau, puis reconstituer, faisant des allers-retours forts et impétueux !

Quel immense talent naturel !

Quel connard doué !

Comme deux grandes bêtes s'accouplant avec un tonnerre, leurs corps se brisèrent sur le grand lit. Lisa gémit doucement et avait depuis longtemps senti que cela ne se terminerait pas aussi vite qu'elle l'avait imaginé...

Il n'arrêtait pas de la fouetter devant lui. Elle avait depuis longtemps cessé toute résistance et s'était résignée à son sort de jument dévouée. Toute pensée d'humiliation lui était complètement étrangère. Elle savourait au maximum d'être tant convoitée, d'être prise si violemment par un joli garçon plein de vigueur juvénile . La nuit de fin d'été la plus douce qu'on puisse imaginer soufflait depuis la porte ouverte du balcon. Leurs corps en sueur scintillaient au clair de lune alors qu'ils se tortillaient ensemble sur le grand lit de l'hôtel. Les criquets gazouillant bruyamment à l'extérieur garantissaient que les halètements et les gémissements de la pièce n'atteignaient pas les oreilles involontaires. Et encore et encore, il lui a donné son sceptre robuste, et encore et encore, elle a accepté le cadeau avec gratitude.

Plus tard, elle ne se rappelait plus combien de temps cela avait duré ainsi. Elle n'avait pas remarqué qu'à chaque fois qu'il s'enfonçait profondément en elle une dernière fois, il se déchargeait en rugissant une troisième fois, parce qu'à un moment donné, ses sens l'avaient abandonnée.

Quand elle se réveilla, c'était l'aube. Elle avait dormi si profondément et profondément que sa tête battait légèrement. Elle a lentement réalisé qu'elle avait été baisée jusqu'à ce qu'elle s'évanouisse. Ses membres étaient encore doux comme du pudding.

Le garçon était allongé à côté d'elle.

Pendant un moment, elle regarda son corps mince. Son membre reposait maintenant mou et lourd, mais toujours beau, sur sa cuisse. Finalement, elle inhala son odeur une dernière fois alors qu'elle embrassait doucement son front et le réveilla avec une tape sur sa poitrine.

"Je suis désolé, mon grand, mais je pense qu'il vaut mieux que tu retournes dans ta chambre avant que l'hôtellerie ne se réveille. Ce n'est probablement ni ton intérêt ni le mien que quiconque remarque où tu as passé la nuit."

Toujours assoupi, il se leva et s'habilla, même si Lisa ne voulait pas le quitter des yeux. Hésitant, il s'approcha finalement d'elle et voulut dire quelque chose, mais elle posa rapidement son doigt sur ses lèvres.

"Ce fut la nuit la plus merveilleuse de ma vie. Merci," fut tout ce qu'elle lui dit avant de le pousser doucement mais fermement, ce qu'il laissa lui arriver sans résistance.

Après avoir doucement refermé la porte, elle prit une profonde inspiration. Pour la première fois depuis hier, ses yeux tombèrent sur la valise presque entièrement remplie dans la salle de bain. Elle s'arrangerait pour ne pas croiser le garçon lorsqu'elle se rendrait à la réception pour régler la note et faire appeler un taxi pour l'aéroport. Elle n'avait pas de nom de famille, pas d'adresse, rien de lui. Mais cela ne la rendait pas triste. C'était mieux ainsi. Elle pensait résolument à son retour en Allemagne.

Oh oui, il faudrait que les choses changent à la maison !

5

SKIER À SÖLDEN !

En fait, nous voulions tous les trois aller à Sölden dans l' Ötztal pour des vacances d'hiver bien méritées. Réellement!

Mais alors Marco a appelé. Il avait subi une rupture de capsule en faisant du sport. Il ne pouvait pas monter. Mais à cause des frais, ce n'est pas un problème, il a une assurance annulation de voyage. Nous devons conduire calmement.

Une semaine plus tard, Tim a appelé. Son patron avait une mission pour lui.

Contrat de vente à Stockholm. Il ne voulait pas rater une chance d'avancement. Le patron supporterait également les frais des vacances annulées.

Super, maintenant j'avais deux personnes qui ont payé les vacances, mais est- ce que je voyage seul ? J'attendais depuis longtemps une semaine de ski avec impatience. Mais seul?

Cela ne deviendrait-il pas ennuyeux ?

Descendre les montagnes seul n'était que deux fois moins amusant qu'en groupe. S'asseoir seul avec le cycliste dans la cabane ne promettait pas non plus exactement le facteur de plaisir souhaité. Mais je ne voulais pas passer mes vacances bien méritées seul à la maison.

J'étais aussi très content de refaire du ski.

Par conséquent, après de longues délibérations, j'ai décidé de passer les vacances seul.

En raison de l'absence de mes deux amis, j'avais un grand appartement de trois chambres et deux salles de bains pour moi tout seul.

Je suis parti très tôt samedi. Sölden était à environ deux cents kilomètres de Munich. En raison du trafic intense sur l'autoroute A8, il me faut un peu plus de trois heures pour couvrir la distance.

Mais j'ai atteint mon appartement de vacances juste avant midi, afin de pouvoir aller skier l'après-midi.

J'avais laissé ma valise dans l'appartement, je déballerais plus tard. Dévalez les pistes, tout simplement !

Le soleil brillait, le ciel était bleu, les pistes étaient assez vides le samedi, donc presque tout était idéal. Cependant, la neige n'était pas si bonne. Il n'avait pas neigé depuis longtemps. Même si les pistes étaient bien préparées, des calottes glaciaires pouvaient se former ici et là.

Après m'être habitué à la sensation d'avoir à nouveau des planches sous les pieds, c'est arrivé. Comme je devenais plus courageux, je glissais sur une plaque de glace et dévalais la pente à toute vitesse. J'ai glissé un peu avant de pouvoir pivoter pour que mes pieds pointent vers le bas et que je puisse appuyer les skis dans la neige pour ralentir.

Mais il était presque trop tard !

J'ai glissé vers un groupe de trois personnes.

Si ça se passe bien.

Mais j'ai eu de la chance.

J'ai heurté la chaussure de la femme qui était en tête du groupe avec mon ski. Mais pas si fort qu'elle est tombée. Elle regarda autour d'elle avec étonnement, car elle n'avait rien remarqué de ma chute auparavant.

"Mais sois prudent," m'a-t-elle lancé en pointant ses skis dans la vallée et en accélérant. Tout ce que j'ai vu, c'était un pantalon de ski blanc, une veste noire et de longs cheveux roux qui flottaient sous le casque de ski.

Super!

Bon début de vacances. J'ai tout de suite trouvé de bons amis.

Chèvre muette !

Je me suis levé, j'ai brossé la neige de mes vêtements et j'ai continué à rouler calmement. Plus tard, j'ai revu le groupe. Il y avait deux femmes et un homme.

Je suis resté là pour le reste de la journée. Plus de chute. Et c'était très amusant, même si je devais conduire seul.

L'après-midi j'ai fait la descente de la vallée. Une fois en bas, j'ai épaulé mes skis pour traverser le parking jusqu'au ski bus.

Soudain, une voiture a fait marche arrière droit sur moi.

Apparemment, le chauffeur ne m'a pas vu !

J'ai claqué ma main sur le couvercle du coffre, mais la voiture a quand même heurté ma jambe. Seulement légèrement, cependant, avant que le freinage effrayé ne le bloque.

La porte s'est ouverte.

Et voilà, le skieur aux cheveux roux est sorti.

"Désolé. Je ne t'ai pas vu. Il t'est arrivé quelque chose ?"

"Non. Ça s'est bien passé. Il y a peut-être un bleu, mais pas de problème."

"Je suis désolé pour ça. Je suis probablement un peu contrarié. Je vais te donner mon adresse. S'il y a quoi que ce soit d'autre, tu peux me contacter. Bien sûr, je paierai pour tout."

Maintenant, j'ai eu l'occasion de les regarder un peu plus intensément. Les cheveux roux lui allaient bien. Le visage était étroit, avec des yeux verts brillants qui pouvaient certainement briller quand elle riait. Ce qu'elle ne faisait bien sûr pas pour le moment. La silhouette ne pouvait être devinée que sous l'épais équipement de ski, mais elle semblait mince et gracieuse. Hauteur estimée à près de 170 cm. Elle devait avoir environ 40 ans et s'appeler Natalie, comme je l'ai découvert sur la note avec l' adresse. Elle vivait à Nuremberg, non loin de Munich.

Un franconien !

OK, cela explique beaucoup de choses.

Malheureusement, la Franconie fait partie de la Bavière, mais je pense qu'elle n'est tolérée que par pitié, car sinon elle ne serait acceptée par aucun autre État fédéral. Oui, nous, les habitants de Haute-Bavière, avions un grand cœur.

La jolie franconienne m'a fait un bref et sublime hochement de tête, s'est retournée et a disparu dans sa voiture.

J'ai dû me dépêcher car le ski-bus approchait déjà.

Quand je suis arrivé à l'appartement, j'ai sauté sous une douche chaude. Puis j'ai déballé ma valise.

Il était assez solitaire, seul dans un grand appartement.

Le soir, j'ai traversé Sölden et j'ai cherché un bon restaurant. C'était une cabane rustique avec de la bonne nourriture et une très bonne sélection de vins. J'ai décidé de m'offrir une bouteille de vin rouge. Même si une bouteille était un peu trop pour moi seul. Mais c'était mon premier jour de vacances, alors je me suis permis ce luxe.

Après le repas, un besoin s'est fait sentir et je suis allé aux toilettes.

Et qui ai-je vu en chemin ?

franconien aux cheveux roux !

Elle était assise seule à une petite table et regardait d'un air maussade un verre de coca qu'elle avait devant elle.

"Salut. Alors on se retrouve", lui ai-je parlé amicalement.

Elle a levé les yeux et m'a regardé avec des yeux confus.

« Euh ... aujourd'hui sur le parking. Tu as eu la gentillesse de me casser la gueule », ai-je poursuivi.

"Oh oui," répondit-elle. "Désolé, je ne t'ai pas reconnu."

"Où sont tes amis?"

"Oh, ce connard," dit-elle spontanément. Une larme coula de son œil.

Le mot "A" semblait étrange venant de la bouche délicate d'une belle femme, mais elle devait avoir sa raison.

"Dommage?"

"Encore pire," répondit-elle.

"Voulez-vous venir à table avec moi ? Je suis célibataire aussi, donc vous pouvez parler de votre frustration si vous le souhaitez."

Elle réfléchit un moment puis hocha la tête.

"Je vais m'absenter un moment. Puis je reviendrai et nous pourrons aller là-bas."

Dit et fait. Quand je suis sorti des toilettes, elle s'est levée et a sorti de dessous la table un sac de sport assez grand que je n'avais jamais vu auparavant.

Qui va au restaurant avec un fourre -tout ?

Il semblait y avoir un plus gros problème. Elle m'a suivi et nous nous sommes assis à ma table.

« Un verre de vin aussi ? La bouteille c'est trop pour moi de toute façon.

Elle accepta et rapidement le serveur apporta un autre verre.

Nous nous sommes grillés.

"Je suis Lukas," je lui ai offert le "Du".

« Natalie, » répondit-elle brièvement et hocha la tête.

"Alors dis-moi. Qu'y a-t-il?"

« Vous avez probablement vu que nous étions trois sur la pente. Mon ami Tim et ma petite amie Alina .

J'ai hoché la tête.

"Sur le chemin du retour, Tim a dit qu'il avait mal à la tête et qu'il était en train de tomber. Mira l'a rejoint parce qu'elle n'avait pas d'amis qui skiaient de toute façon. En raison du temps ensoleillé, j'ai décidé de continuer par moi-même. Alors nous nous sommes séparés et Je voulais qu'on se retrouve à l'hôtel à cinq heures », dit-elle d'une voix calme.

Elle prit son verre de vin rouge et but une longue gorgée.

« J'ai ensuite conduit pendant un certain temps, mais ce n'est pas très amusant tout seul. Je suis donc retourné à l'hôtel vers trois heures. Tim n'était pas dans notre chambre cependant, même si je pensais qu'il était allongé à cause du mal de tête. Alors je suis allé sur le balcon pour fumer une cigarette. Puis j'entends des bruits très clairs provenant de la pièce voisine où habite Alina . Je me suis penché sur le parapet pour voir ce qui se passait. Elle n'avait pas tiré les rideaux. Et là je vois mon Tim nu sur le lit, comment il baise Alina par derrière. Le connard. Cette salope ! Nous n'étions ensemble que depuis trois mois. Et puis il me trompe avec ma meilleure amie ! Faux, ex-petite amie. Cette vache stupide."

Lorsque Natalie raconte cela, des larmes coulent sur ses joues.

"Je suis allé là-bas, j'ai frappé à la porte et j'ai crié à la moitié de l'hôtel. Tim a ouvert la porte nu. Alors je l'ai giflé et je suis retourné dans notre chambre, j'ai jeté des vêtements dans le fourre -tout et je me suis enfui. J'étais assis ici depuis."

"Belle merde. Et maintenant ? Où vas-tu ?"

"Aucune idée. J'ai demandé à trois hôtels s'ils avaient encore une chambre. Je ne veux pas retourner à mon hôtel. Mais tout est couvert."

"Je peux comprendre que tu ne veuilles pas retourner à ton hôtel. Mais tu dois dormir quelque part. Tu ne peux pas dormir dans la voiture à cette température."

« Non, bien sûr que non. Je partirai probablement après et je rentrerai chez moi en voiture. Il n'y a que cinq heures de route jusqu'à Nuremberg.

"Mais ce n'est pas une bonne idée. Dans ton état sur l'autoroute. En plus, tu as déjà bu."

J'ai réfléchi un instant.

"Si tu veux, tu peux dormir dans mon appartement. J'ai assez d'espace."

Puis je lui ai parlé de mes amis et de mes vacances en solo imprévues.

Elle a accepté, un peu méfiante. Elle a probablement pensé que je voulais profiter de la situation et décrocher un si joli lapin de ski. Mais c'était loin de mon esprit.

Elle a donc accepté, probablement par nécessité.

Nous avons tranquillement terminé la bouteille de vin et discuté de beaucoup de choses, mais nous avons très bien évité le sujet des amis. Puis nous sommes partis. J'ai pris son sac et en quelques minutes nous étions arrivés à mon appartement. A l'étage, je lui montrai les chambres et la laissai choisir laquelle prendre.

Puis je l'ai laissée seule pour qu'elle puisse déballer son sac.

"La salle de bain est ici," je lui ai alors montré les lieux. Pour se rendre à la salle de bain, elle devait passer par le salon. J'avais choisi la chambre avec la salle de bain attenante, elle avait donc l'autre salle de bain pour elle toute seule.

Maintenant, j'ai enfin eu l'occasion de les regarder de plus près. Comme je m'en doutais, elle était mince mais pas trop maigre. Longues jambes rentrées dans un jean moulant. Un cul ferme. Un ventre fin et une poitrine pas trop grosse mais qui convenait à sa silhouette. Dans l'ensemble, selon les normes franconiennes , une très belle femme. J'étais à la fois émerveillé et impressionné.

Comme nous étions tous les deux fatigués, je lui ai dit au revoir et lui ai souhaité une bonne nuit, notant qu'elle ne devrait pas le prendre si mal.

Le lendemain matin, le soleil a brillé par la fenêtre et je me suis levé pour préparer le petit déjeuner. Mais j'étais en retard. Quand j'entrai dans le salon, le petit déjeuner était déjà sur la table et Natalie était assise derrière une grande tasse de café fumante. Un peu affaissée, mais apparemment elle se sentait un peu mieux. Cependant, elle avait les yeux larmoyants.

"Bonjour," me salua-t-elle gentiment.

"Avez-vous bien dormi?"

"C'était bon. Merci."

Au petit déjeuner, nous avons parlé de leurs plans. Elle ne voulait pas être un fardeau pour moi et voulait rentrer chez elle plus tard dans la journée. Heureux d'avoir un peu de divertissement, j'ai pu la persuader de rester quelques jours de plus. Elle devrait profiter du beau temps et aller skier un peu. Elle avait tellement hâte d'y être.

Après quelques hésitations, elle a accepté.

Nous avons passé une merveilleuse journée sur les pistes. Natalie semblait gaie et heureuse. C'était une très bonne skieuse, pour une franconienne .

Dans l'après-midi, nous avons terminé à quatre heures et sommes entrés dans la vallée.

Rafraîchissez-vous à la maison et prenez un café. C'est ainsi que vous pourriez profiter de la vie. Natalie s'était de plus en plus détendue tout au long de la journée. Mais maintenant, quelque chose la tracassait.

"Que ce passe-t-il?"

"Je n'ai pas emballé toutes mes affaires hier quand je me suis enfui comme ça. Seulement l'essentiel.

Irais-tu à l'hôtel avec moi pour prendre le reste ? J'ai peur d'affronter Tim seul."

"Bien sûr, nous pouvons le faire. C'est mieux si nous partons tout de suite, alors tu l'auras derrière toi."

Quand nous sommes arrivés à l'hôtel, nous sommes allés directement dans sa chambre. Elle a frappé et peu de temps après, Tim a ouvert la porte.

"Ne dis pas un mot. Je veux juste récupérer mes vêtements. Puis je repars."

"Oh non. Fais tant d'histoires hier et trouve-toi un nouvel amant aujourd'hui," dit-il avec arrogance dans son dialecte franconien chuchoté.

Non, ce n'est pas du tout possible !

Je l'ai approché.

"Calme-toi, petit," murmurai-je avec une voix dangereuse.

Il se retira et s'assit sur une chaise, très sage et intimidé. Arrêtez Franck !

Natalie a rangé ses affaires et en cinq minutes nous étions partis.

"Merci. Je ne l'aurais jamais fait seul. J'aurais probablement abandonné mes affaires. Et tout ça à cause de ce connard ..."

"Arrêtez," l'ai-je interrompue. "Pas toujours ce mot. Il ne vaut pas la peine de s'énerver non plus. Même si ça fait toujours mal, oublie-le dès que possible !"

"Je vais essayer. Je veux juste aller skier quelques jours de plus si je ne te dérange pas trop," me fit-elle un clin d'œil.

"Je suis content quand j'ai quelqu'un à qui parler. Les vacances tout seul, c'est un peu ennuyeux."

Le lendemain, c'était encore un beau soleil. C'était amusant de conduire avec elle. J'avais un niveau bien supérieur, mais elle s'est rattrapée avec culot et courage.

Le soir, nous sommes sortis pour manger à nouveau et tout le monde est allé se coucher.

Ça a continué comme ça mardi.

Le soleil brillait et nous avons repris les bonnes routes. Le soir après la douche, je me suis assis dans le salon et j'ai lu le journal.

Apparemment, Natalie n'avait pas encore fini. Au bout de dix minutes, la porte de la salle de bain s'ouvrit et elle sortit. Elle portait une culotte en dentelle noire avec un soutien-gorge assorti.

Ma mâchoire a failli tomber.

Elle avait juste l'air sensationnelle. Son corps avait une perfection qui me rappelait celle d'une déesse grecque.

"Excusez-moi. Je pensais que vous n'aviez pas encore fini. Je vais m'habiller."

J'étais sur le point de lui dire de ne rien porter d'autre à partir de maintenant, mais elle a rapidement disparu dans sa chambre, me donnant un dernier regard sur ses fesses incroyables.

C'était quoi ce cul !

Elle avait un derrière serré et tonique qui bougeait gracieusement pendant qu'elle marchait. Mon pénis a aimé cela aussi, car il a commencé à s'ériger, rayonnant de joie.

Quand elle est revenue dans un survêtement moelleux, je n'arrêtais pas de penser à ce qu'elle portait en dessous.

« Que penses-tu si nous restons ici ce soir et que je cuisine quelque chose pour le dîner ? Ensuite, nous passerons une agréable soirée. Il y a un super film qui sort aujourd'hui que j'aimerais voir.

"Bien sûr," ai-je accepté.

Après le repas, nous nous sommes assis sur le canapé plutôt petit l'un à côté de l'autre.

"Puis-je m'appuyer sur toi ? Ensuite, je peux poser mes pieds sur le canapé. Ils commencent à avoir très froid", m'a-t-elle demandé.

"Bien sûr," bien sûr, ai-je répondu, tous messieurs.

Elle a relevé ses pieds et s'est balancée sur le canapé pour pouvoir s'appuyer contre ma poitrine et regarder la télé. Nous avons étendu une couverture sur nous pour qu'elle n'ait pas encore plus froid.

J'ai senti l'odeur fraîche de ses cheveux, senti sa chaleur et son corps câlin.

De nouveau mon membre a commencé à s'ériger.

J'espère qu'elle ne s'en aperçoit pas. Mais je ne voulais pas non plus changer de position , sinon elle pourrait s'asseoir différemment. C'était donc très agréable.

Sa tête reposait maintenant sur mon épaule alors qu'elle regardait attentivement le film. Finalement, elle posa sa main sur mon ventre. Elle était très immobile. Mais la chaleur semblait brûler un trou dans ma chemise. Au bout d'un moment, elle a commencé à bouger sa main très lentement. Elle tourna autour de mon ventre. De très petits cercles qui grossissaient lentement. Elle est venue au bord de mon jean. Mais seulement marginalement.

Puis elle a levé la main et l'a posée entièrement sur mon jean, sous lequel ma bite était maintenant tendue. C'était super. Elle changea légèrement de position pour mieux voir. Puis elle a ouvert ma fermeture éclair et a un peu écarté mon pantalon. Je ne portais pas de culotte car j'aimais la sensation d'être nue sous un jean.

Mon pénis était maintenant presque complètement exposé.

Elle se pencha et le prit doucement dans sa bouche. Elle a juste laissé mon gland glisser dans sa bouche. Entre les deux, elle lécha le bout avec sa langue.

"Hé, tu n'as pas à faire ça."

"Imbécile," rit-elle. "Je fais toujours ce que je veux faire moi-même. Je pense que je suis un peu tombée amoureuse de toi. Maintenant tais-toi et profite," elle étouffa toute autre protestation.

Encore une fois, elle prit le bout dans sa bouche. Très soigneusement. Elle a fait ça pendant un bon moment et j'ai vraiment apprécié. Puis, soudain, elle l'absorba complètement. Mon sexe a disparu dans sa bouche jusqu'à la racine. J'ai gémi. C'était tellement génial. Encore et encore, elle le laissa disparaître complètement dans sa bouche. Bâillonné un peu alors que je poussais contre sa gorge, mais cela semblait l'exciter encore plus. De la salive a coulé de sa bouche, de ma bite sur le sac, qui s'est resserré de plus en plus. Si elle continuait comme ça, il ne faudrait pas longtemps avant que je lui tire mon sperme dans la gorge.

"Arrête. J'arrive tout de suite, je veux te gâter aussi. Nous avons encore tellement de temps."

Je relevai son menton et nous nous enfonçâmes dans un baiser intense, laissant nos langues danser. Entre-temps, j'ai embrassé son cou, mordillé ses oreilles et j'ai gémi parce qu'elle n'arrêtait pas de faire courir sa main de haut en bas sur mon pénis.

Les grignotages et les gémissements l'ont probablement excitée, car sa respiration a également commencé à devenir irrégulière. Ou était-ce ma main, que j'avais enfoncée entre-temps dans le pantalon de son survêtement par le haut et que je caressais par-dessus sa culotte bordée de dentelle ?

"Voulez-vous continuer à regarder le film ou allons-nous nous installer à côté ?"

"Oh, je connais le film de fond en comble . " C'était juste un prétexte pour passer une soirée télé avec toi et se rapprocher de toi", sourit-elle. "Ça a bien marché."

Nous sommes allés à côté de ma chambre.

Elle marcha devant moi, baissant brièvement son pantalon de survêtement pour que je puisse voir ses fesses serrées. Puis elle a remonté la ceinture. Je ferais ça avec aujourd'hui, ce cul incroyablement doux !

Une fois dans la chambre, elle tomba à la renverse sur le lit. J'ai voulu la suivre, mais elle m'a fait signe d'un geste clair de la main pour que je m'arrête.

« Baisse ton pantalon. Je veux voir quelque chose aussi pendant que tu peux me regarder.

Je n'ai rien préféré !

J'ai enlevé mon pantalon et mon t-shirt.

Je me tenais complètement nu contre le mur de la pièce avec ma bite qui sortait raide. Natalie dézippa lentement sa veste de survêtement, taquinant lentement. Puis elle tira les deux côtés vers l'arrière. Sa poitrine enfermée dans le soutien-gorge magique était maintenant bonne à voir. Elle serra ses deux monticules avec ses bras. Comment j'aimerais glisser ma bite entre les deux ou jouir dessus. Ou mieux encore, les deux !

Elle a atteint le soutien-gorge d'une main et en a sorti un mamelon. Lentement, elle passa son doigt sur le bourgeon déjà durci. Puis elle pinça fermement son mamelon avec son index et son pouce. Avec un gémissement, elle rejeta la tête en arrière. Elle semblait avoir des seins sensibles.

Puis elle glissa son autre main dans sa ceinture et joua avec son entrejambe. Comme j'aurais aimé en voir plus maintenant. Ma main était maintenant sur mon sexe, caressant d'avant en arrière très lentement.

« Mais ne jouis pas. Je veux ton jus. Clair ?

J'ai hoché la tête en signe d'accord.

Maintenant, elle a enlevé son pantalon de survêtement le long de ses jambes. Pour ce faire, elle souleva légèrement ses fesses. Entre ses cuisses, je pouvais voir le tissu tendu de sa culotte.

Quand elle a remonté son pantalon sur ses pieds, elle a laissé ses jambes écartées. Elle appuya fermement des deux mains sur son mons pubis. Un doigt sembla pénétrer son vagin à travers le tissu. Elle s'est cabrée.

Avec un petit cri, elle écarta sa culotte.

Son vagin était nu devant moi. Elle était complètement rasée autour de ses lèvres. Seulement au-dessus du clitoris se trouvait un petit triangle de cheveux rouge feu.

En gémissant, elle enfonça un premier, puis un deuxième doigt dans sa colonne. Elle a poussé rapidement et a regardé mon pénis serré, que j'ai massé doucement.

Elle était belle !

Seulement le soutien-gorge d'où est tombée une de ses merveilleuses petites pommes. Avec ses jambes écartées, ses doigts s'enfonçant dans son trou encore et encore.

Je n'en pouvais plus et je suis allée au lit pour la voir de plus près.

"Eh bien finalement! Je pensais que tu allais rester là toute la nuit."

Elle se masturbait de plus en plus sauvagement. Son dos s'arqua tandis que ses deux doigts disparaissaient profondément dans sa vulve.

"Gicle sur mon visage. Je veux goûter ton jus."

Je n'ai eu qu'à retirer mon prépuce deux fois avant que mon apogée ne soit annoncée. En gémissant, la première éclaboussure atterrit sur son visage et la frappa au front. Les suivants ont également atterri sur son visage, qui était tordu par la luxure.

Son orgasme est venu en même temps. Alors que mon sperme coulait sur son visage, son corps tremblait dans des mouvements presque spastiques.

Elle se contracta et se cabra encore et encore.

Je fus rapidement sur le lit.

J'écartai sa culotte et enfonçai mon pénis dans son vagin humide. Cela a semblé prolonger son apogée.

J'ai poussé en elle fort à quelques reprises.

Puis je me suis effondré sur elle, épuisé. Elle aussi était plate.

J'ai roulé sur elle et je l'ai embrassée. Nous restâmes

tranquillement allongés quelques minutes.

"C'était tellement cool," me murmura-t-elle à l'oreille, "Je l'aurais souhaité ce matin. Maintenant que la première pression est partie, nous avons tout le temps et nous pouvons en profiter."

Nous avons dû rester ainsi un quart d'heure avant que mes mains ne s'égarent. Je l'ai d'abord libérée de son soutien-gorge.

Appuyé sur mon bras, je pouvais la regarder maintenant. Elle était athlétiquement mince. Pas de ventre ni de poignées d'amour, mais toujours très féminine. Avec un sursaut, je la retournai sur le ventre pour bien voir le dos également.

Elle avait un cul presque petit mais incroyablement doux. Mais j'avais déjà vu ça quand elle est sortie de la salle de bain.

Je caressais les omoplates, les massant un peu, ce qu'elle ronronna en réponse.

Ma main erra lentement plus profondément sur ses fesses. Les deux mains étaient maintenant sur ses fesses, à moitié dans chaque main.

J'ai séparé mes fesses très facilement.

Je pouvais voir son petit anus. Il avait l'air très beau. Voyons comment elle a réagi. Je passai doucement un doigt dans l'interstice, touchai très légèrement son anus sans y rester. Elle tressaillit légèrement lorsque je touchai son sphincter, mais elle ne semblait pas mal à l'aise.

Je l'ai roulée sur le dos et j'ai embrassé ses seins. J'ai sucé légèrement ses verrues dans ma bouche. Mordre les pointes. Sa respiration devint un peu plus lourde.

Ensuite, j'ai marché plus profondément. Léché son nombril avec sa langue. Je suis allé un peu plus loin. Mouiller son triangle dense de poils pubiens avec ma langue avant de lécher le clitoris saillant effronté avec le bout de ma langue pour la première fois.

Avec un soupir, elle appuya plus fermement ma tête contre son sexe. Je l'ai léchée plus fort. A écarté un peu les lèvres de sa chatte avec les deux mains pour enfoncer sa langue dans ce trou rose.

J'ai ajouté un doigt et je l'ai enfoncé dans son vagin. Elle se tortillait de plus en plus sous moi. Apprécié ce traitement.

J'ai laissé tomber la salive de ma bouche sur son périnée. De l'autre main j'ai caressé le jus en direction de la rosette, sans arrêter le traitement de son vagin maintenant détrempé.

Je passai lentement mon doigt sur ses fesses. Cette fois avec un peu plus de pression sur sa rosette.

« Oui, continuez. Je le serai bientôt. »

Vous avez dit avant ou arrière ? Ou les deux?

Mon doigt appuya de plus en plus fort sur son anus. Puis la résistance fut vaincue et je me glissai dans ses intestins chauds jusqu'à la première articulation. Pas un mouvement défensif, mais plutôt une poussée contre lui.

"Plus ! Baise-moi dans les deux trous" cria-t-elle presque.

Elle pourrait avoir ça !

Avec deux doigts dans son vagin et un doigt dans son ventre, j'ai commencé à la pénétrer fort et vite.

Puis vint le moment. Elle est venue avec un halètement violent qui a fait glisser mes doigts hors de son vagin.

Elle se contracta, trembla et gémit d'une manière que je n'avais jamais vu une femme faire.

Elle était alors allongée là, respirant fortement.

"Oh, c'était tellement cool. Je me sentais si dur. Comment sais-tu que j'aime être gâté analement?"

"Je ne savais pas, mais j'ai pensé que j'allais essayer," répondis-je.

"Maintenant, je veux te sentir. Enfonce ta bite en moi."

"Pouvez-vous le refaire?"

"Je pourrais toujours continuer. Tu m'excites tellement."

J'ai lentement poussé mon pénis raide dans son vagin. Centimètre par centimètre. Je voulais savourer ce sentiment de première intrusion. J'ai lentement commencé à pousser. Elle respirait de nouveau plus vite.

Comme j'avais déjà bu, nous avons eu un peu de temps avant que le jus ne remonte.

Je l'ai baisée pendant un bon moment, alors qu'elle continuait à me regarder dans les yeux. Elle respirait de plus en plus vite. C'était presque un halètement. Puis elle m'a un peu repoussé.

"Maintenant, baise-moi le cul."

Elle se détourna de moi et se mit à genoux. En conséquence, son magnifique bas était étiré. J'ai soigneusement posé le bout de ma bite sur sa rosette, qui était encore un peu ouverte du traitement des doigts précédents.

J'ai facilement poussé le gland à travers son sphincter. Je ne voulais pas la blesser. Mais elle avait d'autres projets. D'un mouvement de recul, elle s'empala sur mon pique. Maintenant, c'était presque complètement parti dans ses intestins.

J'ai lentement commencé à pousser. Toujours un peu plus profondément, jusqu'à ce qu'il ait complètement disparu en elle.

"Solidifier. baise -moi plus vite."

Je n'avais pas besoin qu'on me le dise deux fois. J'ai poussé de plus en plus fort maintenant. Il ne faudrait pas longtemps avant que je jouisse dans ce trou serré. Sa main avait disparu entre ses jambes et elle frottait son clitoris.

"Gicle tout dans mon cul", m'a-t-elle encouragé.

Alors il était temps pour moi !

Je déchargeai coup sur coup dans ses fesses. Presque en même temps, elle était prête. Elle est venue pour la troisième fois ce soir-là. Pas aussi violent qu'avant, mais toujours fort audible.

"Waouh, maintenant j'ai fini."

"Je l'espère," répondis-je épuisé.

"Ça peut encore être de belles vacances," sourit-elle en se blottissant contre moi, "mais maintenant je dois dormir."

Elle se tourna sur le côté et peu de temps après était déjà dans le domaine des rêves.

Je regardais cette belle femme avec tendresse.

Étais-je sur le point de tomber amoureux d'elle ?

En Franconie !

Ce n'est en fait pas possible.

Mais mon cœur en a sans doute décidé autrement.

www.ingramcontent.com/pod-product-compliance
Lightning Source LLC
LaVergne TN
LVHW010554160826
845677LV00013B/3128

* 9 7 9 8 3 5 3 1 2 4 2 5 2 *